Infermiera

in

Chirurgia Pediatrica

La Guida Completa

SILVIA REALI

Indice dei contenuti

« Chirurgia pediatrica: quando i chirurghi scambiano i loro giocattoli con i bisturi per riparare i piccoli umani rotti! »

Capitolo 1

INTRODUZIONE CHIRURGIA PEDIATRICA

Definizione e caratteristiche specifiche

La chirurgia pediatrica, questa branca della medicina delicata ed esigente, mette in evidenza le esigenze uniche dei pazienti più piccoli. È una disciplina in cui le competenze chirurgiche incontrano la tenerezza, l'ascolto e l'elevata sensibilità. Questo è il mondo in cui si evolvono gli infermieri di chirurgia pediatrica, che spesso diventano il primo punto di contatto per questi bambini e le loro famiglie, navigando tra i tecnicismi delle cure e il conforto delle anime preoccupate.

A differenza delle loro controparti adulte, i bambini non sono semplicemente dei "piccoli pazienti". Il loro corpo è in continua evoluzione e crescita e richiede un approccio chirurgico specifico. Allo stesso modo, le loro capacità cognitive ed emotive, così come la loro comprensione della malattia e dell'intervento chirurgico, variano notevolmente a seconda dell'età, dello sviluppo e dell'ambiente familiare. Questa complessità richiede un'assistenza personalizzata, dove ogni dettaglio conta, dalla scelta dell'anestesia alle parole rassicuranti sussurrate all'orecchio di un bambino ansioso.

Le specificità della chirurgia pediatrica vanno ben oltre le semplici dimensioni del paziente. Le patologie sono diverse, così come le risposte fisiologiche al trattamento. Le malformazioni congenite, ad esempio, sono condizioni che molti chirurghi pediatrici devono affrontare e richiedono competenze e conoscenze diverse da altri settori della chirurgia.

L'infermiere svolge un ruolo centrale nel balletto di precisione della chirurgia pediatrica. È sia l'artigiano delle cure che il custode del benessere del bambino. Il loro ruolo va oltre la sala operatoria. Prepara il bambino e la sua famiglia all'operazione, assicura un buon recupero post-operatorio e fornisce supporto psicologico sia al piccolo paziente che alla sua famiglia.

La chirurgia pediatrica è l'alleanza tra scienza e umanità, e in questa danza delicata, l'infermiere è un pilastro essenziale. La loro missione va ben oltre il semplice atto tecnico: creano un ponte tra la medicina, il bambino e la sua famiglia, assicurando che ogni fase del processo sia eseguita con dolcezza, abilità e compassione.

Storia della chirurgia pediatrica

La chirurgia pediatrica come la conosciamo oggi è il risultato di una lunga evoluzione medica e sociale. Riflette non solo i progressi tecnici e scientifici, ma anche la nostra mutata percezione dei bambini e delle loro esigenze specifiche.

L'antichità ha lasciato poche tracce degli interventi chirurgici eseguiti sui bambini, anche se alcune civiltà antiche, come gli Egizi, avevano una conoscenza approfondita della chirurgia e della medicina. Tuttavia, i documenti scritti suggeriscono che i bambini venivano spesso trattati come piccoli adulti, un'opinione che sarebbe durata per millenni.

Nel Medioevo, il trattamento medico per i bambini era largamente dominato dai rimedi erboristici e dalle preghiere. La chirurgia, rischiosa e spesso senza anestesia, era un'opzione di ultima istanza. Le prime operazioni documentate sui bambini erano spesso procedure di emergenza, come la trapanazione per un trauma cranico o l'apertura di ascessi.

Il Rinascimento portò una rinascita dell'interesse per la scienza e la medicina. Tuttavia, la chirurgia rimase una professione rudimentale. La scoperta dell'anestesia nel XIX secolo fu una vera e propria rivoluzione, consentendo operazioni più lunghe e meno dolorose. I bambini, tuttavia, rimasero spesso ai margini di questi progressi, poiché le loro particolarità fisiologiche rendevano complicato l'uso degli anestetici appena scoperti.

È stato nel XX secolo che la chirurgia pediatrica si è affermata come una specialità a sé stante. Nonostante gli orrori delle due guerre mondiali, sono stati compiuti progressi significativi nel trattamento delle vittime di traumi e di ustioni, progressi che in seguito avrebbero giovato alla chirurgia pediatrica. Emersero grandi nomi, come Robert E. Gross negli Stati Uniti, che nel 1938 eseguì il primo intervento al cuore su un bambino, segnando una svolta nella specialità.

Il secolo scorso ha visto anche la nascita di istituzioni dedicate all'assistenza pediatrica, come gli ospedali pediatrici, che hanno reso possibile la centralizzazione delle competenze e l'approfondimento della ricerca. Con la miniaturizzazione degli strumenti, la chirurgia laparoscopica e la robotica hanno fatto la loro comparsa, offrendo operazioni meno invasive e un recupero più rapido per i piccoli pazienti.

Oggi la chirurgia pediatrica è una specialità ricca e diversificata, che incorpora non solo i progressi tecnici, ma anche una profonda comprensione delle esigenze specifiche dei bambini, sia fisiche che psicologiche. È una testimonianza della lunga strada che abbiamo percorso, da un tempo in cui i bambini erano considerati come semplici adulti in miniatura a un'epoca in cui la loro unicità è pienamente riconosciuta e valorizzata.

Il ruolo cruciale dell'infermiere in chirurgia pediatrica

Nel delicato balletto della chirurgia pediatrica, mentre il chirurgo svolge il ruolo di solista, l'infermiere è il maestro, assicurando che tutto fili liscio. La loro presenza e competenza sono il collante che unisce tutti gli aspetti dell'assistenza, garantendo la sicurezza, il comfort e il benessere del piccolo paziente.

Gli infermieri della chirurgia pediatrica non si limitano a fornire assistenza; il loro ruolo sfaccettato va ben oltre la sala operatoria. Tutto inizia con il pre-ricovero, quando l'infermiere è il primo punto di contatto per il paziente e la sua famiglia. Li rassicura, li istruisce e li prepara alla procedura. Risponde alle loro domande, placa le loro paure e fornisce loro informazioni cruciali su cosa aspettarsi.

In sala operatoria, l'infermiere è il garante della sicurezza del paziente. Si assicura che tutte le attrezzature funzionino correttamente, che tutti gli strumenti siano presenti e sterilizzati e che il campo operatorio sia pronto. Svolge un ruolo essenziale nel monitoraggio dei segni vitali del bambino e nella somministrazione dei farmaci e dei liquidi necessari. Lavorano anche a stretto contatto con l'anestesista, assicurandosi che il bambino rimanga a suo agio e senza dolore durante l'operazione.

Quando l'intervento è finito, il ruolo dell'infermiere non si ferma lì. Nella sala di recupero, è di nuovo presente, monitorando il recupero del paziente, alleviando il dolore e confortando ancora una volta il bambino e la sua famiglia. Fornisce consigli post-operatori essenziali, assicurandosi che i genitori capiscano come prendersi cura del bambino a casa e quando rivolgersi al medico.

Ma ciò che distingue davvero gli infermieri di chirurgia pediatrica è la loro capacità di entrare in contatto con i bambini a livello umano. Che si tratti di tenere la mano di un bambino spaventato o di spiegare una procedura utilizzando un peluche, l'infermiere utilizza tecniche di comunicazione adattate all'età e alla comprensione del bambino per metterlo a suo agio.

L'infermiere di chirurgia pediatrica è molto più di un professionista della salute. Rappresenta la spina dorsale dell'esperienza chirurgica, combinando le competenze cliniche con una compassione incrollabile. Assicurano che ogni fase, dalla preparazione alla guarigione, si svolga nel modo più sereno possibile per il bambino e la sua famiglia, rendendola un attore indispensabile nel delicato mondo della chirurgia pediatrica.

Capitolo 2

COMPRENDERE IL MONDO PEDIATRICO

Fisiologia e anatomia del bambino

Addentrarsi nel mondo fisiologico e anatomico del bambino è come entrare in una terra in costante evoluzione. A differenza degli adulti, la cui anatomia è stabile, i bambini hanno caratteristiche uniche che cambiano rapidamente nel tempo. Comprendere queste sfumature è essenziale per chiunque lavori in pediatria.

1. Crescita e sviluppo osseo:
Fin dalla nascita, lo scheletro del bambino è costituito da cartilagine, che si mineralizza gradualmente per diventare osso. La presenza delle placche di crescita, zone cartilaginee all'estremità delle ossa lunghe, è fondamentale. Permettono all'osso di allungarsi fino alla fine della pubertà, quando si calcificano definitivamente.

2. Sistema cardiovascolare:
Il cuore di un neonato è proporzionalmente più grande di quello di un adulto. Anche i valori normali di frequenza cardiaca, pressione sanguigna e altri parametri variano in base all'età. Inoltre, alcune strutture cardiache, come il forame ovale, sono presenti solo nel feto e si chiudono poco dopo la nascita.

3. Sistema respiratorio:
Le vie respiratorie di un bambino sono più corte e più strette di quelle di un adulto. Questo li rende più suscettibili alle infezioni e alle ostruzioni. Inoltre, i bambini piccoli respirano principalmente attraverso il naso fino all'età di 3-6 mesi, il che può avere implicazioni durante alcuni interventi chirurgici.

4. Sistema digestivo:
Cambia in base all'età e alla dieta. Ad esempio, i neonati hanno uno stomaco piccolo, che richiede pasti frequenti. Il fegato e il pancreas, responsabili della digestione e della

disintossicazione, maturano gradualmente nei primi mesi di vita.

5. Sistema nervoso:
Alla nascita, tutti i neuroni sono già presenti, ma le connessioni tra loro, le sinapsi, si formano a un ritmo rapido durante l'infanzia. Si tratta di un periodo cruciale per lo sviluppo cognitivo, motorio e sensoriale.

6. Sistema renale:
I reni dei neonati hanno una capacità limitata di filtrare e concentrare l'urina, il che ha implicazioni sull'equilibrio idrico ed elettrolitico.

7. Sistema immunitario:
Si sviluppa costantemente. I bambini nascono con un'immunità innata, ma l'immunità adattativa, che riconosce e combatte agenti patogeni specifici, si sviluppa gradualmente attraverso l'esposizione alle malattie e alle vaccinazioni.

8. Sistema endocrino:
Regola la crescita, il metabolismo e la pubertà e subisce importanti cambiamenti, soprattutto durante gli scatti di crescita e l'adolescenza.

L'anatomia e la fisiologia dei bambini sono campi affascinanti e in continua evoluzione. L'approccio alla cura dei bambini richiede una conoscenza approfondita di queste caratteristiche specifiche, per garantire che gli interventi siano appropriati ed efficaci. Per il professionista medico, è un promemoria costante del fatto che ogni bambino è un individuo unico, in rapida trasformazione e che richiede un'attenzione e una competenza speciali.

Differenze chiave
tra un bambino e un adulto

L'infanzia e l'età adulta rappresentano due fasi distinte della vita umana, ciascuna con le proprie particolarità anatomiche, fisiologiche, psicologiche e socio-culturali. Ecco un'esplorazione delle differenze più evidenti:

1. Anatomia e fisiologia:
   - **Dimensioni e proporzioni: i** bambini hanno generalmente una testa più grande rispetto al resto del corpo, mentre le loro proporzioni cambiano e si avvicinano a quelle degli adulti man mano che crescono.
   - **Sistema muscoloscheletrico: i** bambini hanno ossa e placche di crescita più flessibili, il che li rende più suscettibili alle fratture dell'"arto verde".
   - **Sistema respiratorio: i** bambini hanno vie respiratorie più strette, il che li rende più suscettibili alle ostruzioni e alle infezioni respiratorie.
   - **Metabolismo:** il metabolismo dei bambini è generalmente più veloce di quello degli adulti, influenzando in particolare la temperatura corporea e il fabbisogno energetico.
2. Sviluppo psicologico:
   - **Cognizione:** Il pensiero dei bambini è generalmente più concreto, diventando gradualmente più astratto nell'adolescenza.
   - **Emozioni:** rispetto agli adulti, i bambini possono avere difficoltà a identificare, comprendere ed esprimere le proprie emozioni.
   - **Dipendenza vs. Indipendenza:** i bambini dipendono in larga misura dagli adulti per le loro cure e necessità, mentre gli adulti tendono all'autonomia.

3. Sociale e culturale:

Apprendimento: i bambini sono generalmente più ricettivi e adattabili all'apprendimento di nuove abilità o lingue.

Relazioni: i bambini sviluppano relazioni basate principalmente sul gioco e sulle attività condivise, mentre gli adulti formano relazioni basate sulla fiducia reciproca, sul sostegno e sugli interessi condivisi.

Responsabilità: in genere gli adulti si assumono più responsabilità, sia finanziarie che professionali o familiari.

4. Salute e benessere:

Risposte immunitarie: i bambini sono spesso più vulnerabili alle infezioni perché il loro sistema immunitario si sta ancora sviluppando.

Crescita e sviluppo: i bambini attraversano fasi di crescita rapida che richiedono un apporto nutrizionale ed energetico specifico.

Risposte ai farmaci: il diverso metabolismo dei bambini può influenzare il modo in cui reagiscono ai farmaci rispetto agli adulti.

5. Comunicazione:

Espressione verbale: i bambini hanno un vocabolario limitato e possono avere difficoltà a esprimere i loro bisogni o il loro dolore.

Comprensione: a volte i bambini hanno bisogno di spiegazioni semplici e concrete, adattate al loro livello di sviluppo.

Le differenze tra bambini e adulti sono vaste e multifattoriali e influenzano in modo significativo il modo in cui interagiamo con loro, li curiamo e rispondiamo alle loro esigenze. Un'attenta considerazione di queste differenze è fondamentale per fornire un'assistenza appropriata ed efficace, sia in campo medico che educativo o sociale.

Sfide emotive e psicologiche

Nella chirurgia pediatrica, le sfide tecniche e mediche sono numerose, ma non sono le uniche. Le sfide emotive e psicologiche sono altrettanto grandi e riguardano i pazienti, le loro famiglie e anche l'équipe medica.

1. Per il bambino:
    Paura dell'ignoto: l'ospedale, gli strumenti chirurgici, le persone in camice bianco - tutto è nuovo e può essere terrificante per un bambino.

    Separazione: essere separati dai genitori o dai tutori durante l'intervento chirurgico può provocare un aumento dell'ansia.

    Comprensione limitata: i bambini più piccoli possono avere difficoltà a comprendere la necessità di un intervento, il che può aumentare la loro ansia.

    Trauma post-operatorio: il dolore, le cicatrici o la semplice esperienza dell'intervento chirurgico possono lasciare cicatrici psicologiche.
2. Per i genitori o i tutori:
    Sentirsi impotenti: vedere suo figlio soffrire o essere ansioso senza poter intervenire direttamente è estremamente difficile.

    Senso di colpa: alcuni genitori possono sentirsi in colpa, chiedendosi se avrebbero potuto evitare l'intervento.

    Preoccuparsi dell'esito: qualsiasi intervento chirurgico comporta dei rischi e l'attesa può essere un momento molto stressante per i genitori.

    Gestire le emozioni: spesso i genitori devono nascondere la propria ansia per rassicurare il bambino, il che può essere molto stressante.
3. Per il team medico:
    Comunicazione appropriata: spiegare le procedure a un bambino in modo comprensibile senza spaventarlo è una vera sfida.

Gestire l'ansia dei genitori: gli operatori sanitari devono rassicurare e informare i genitori, concentrandosi sul benessere del bambino.

Emozioni personali: curare i bambini può essere emotivamente difficile, soprattutto se insorgono complicazioni.

Collaborazione con altri specialisti: possono essere necessari psicologi, assistenti sociali e consulenti genetici per affrontare aspetti specifici del trattamento e del follow-up.

4. Per il lungo termine:

Stigma sociale: una cicatrice o una deformità possono provocare derisione o domande imbarazzanti da parte dei coetanei.

Follow-up psicologico: alcuni bambini possono richiedere un trattamento di follow-up per affrontare il trauma o i postumi dell'intervento.

Ripercussioni familiari: l'esperienza dell'intervento chirurgico può avere effetti duraturi sulle dinamiche familiari, a volte richiedendo un supporto esterno.

Affrontare queste sfide emotive e psicologiche è essenziale per garantire che l'esperienza chirurgica sia il più positiva possibile per il bambino e la sua famiglia. Ciò implica una comunicazione trasparente, un sostegno continuo e una collaborazione multidisciplinare per affrontare ogni aspetto del benessere del paziente.

Capitolo 3

IL RUOLO DELL'INFERMIERE IN CHIRURGIA PEDIATRICA

Preparazione preoperatoria: valutazione, insegnamento e rassicurazione

La preparazione preoperatoria gioca un ruolo essenziale nel successo di qualsiasi intervento chirurgico, in particolare della chirurgia pediatrica. Si tratta di una fase in cui la valutazione medica, l'educazione del paziente e della famiglia e la rassicurazione convergono per garantire che l'operazione si svolga il più agevolmente possibile.

1. Valutazione:
   - **Esame fisico:** è fondamentale valutare le condizioni fisiche generali del bambino. Ci permette di identificare eventuali anomalie o co-morbilità che potrebbero complicare l'operazione o l'anestesia.
   - **Anamnesi medica:** una conoscenza completa dell'anamnesi del bambino aiuta ad anticipare i rischi. Questo include le allergie, i farmaci assunti dal bambino e gli interventi chirurgici precedenti.
   - **Ulteriori esami:** a seconda della natura dell'intervento, potrebbero essere necessari esami come analisi del sangue, radiografie o ECG.
2. Insegnamento:
   - **Sulla procedura:** spiegare in termini semplici ma precisi cosa accadrà durante l'intervento. L'uso di ausili visivi può aiutare il bambino a capire meglio.
   - **Preparazione fisica:** consigli sulla necessità di digiunare prima dell'intervento, sull'opportunità o meno di assumere farmaci o sulle cure specifiche da adottare.
   - **Dopo l'intervento:** informare il bambino e i suoi genitori su cosa aspettarsi dopo l'intervento, sulla durata prevista del ricovero e sui segnali di allarme post-operatori.

3. Rassicurazione:

Visita pre-operatoria: permettere al bambino di visitare in anticipo la sala operatoria o la sala di recupero può ridurre l'ansia legata all'ignoto.

Presenza dei genitori: quando è possibile, permettere ai genitori di essere presenti fino all'induzione dell'anestesia può rassicurare il bambino.

Personale formato: si assicuri che il personale a contatto con il bambino sia formato sulle tecniche di comunicazione pediatrica, come il gioco terapeutico.

Ansiolitici: in alcuni casi, se l'ansia del bambino è troppo elevata, si può prendere in considerazione la somministrazione di ansiolitici, dopo averne parlato con i genitori.

4. Collaborazione interdisciplinare:

Equipe pediatrica: il coinvolgimento di pediatri, anestesisti pediatrici e infermieri specializzati in pediatria garantisce un'assistenza adeguata.

Psicologi e assistenti sociali: possono aiutare a preparare e rassicurare il bambino, offrendo al contempo sostegno ai genitori.

Altri specialisti: a seconda del tipo di intervento, possono essere coinvolti altri specialisti, come dietologi, fisioterapisti o logopedisti.

La preparazione preoperatoria nella chirurgia pediatrica è una fase complessa e multidimensionale. Il suo successo dipende da una valutazione meticolosa, da un insegnamento appropriato e da una rassicurazione continua, combinando competenze tecniche e capacità interpersonali per garantire il benessere del bambino.

Supporto intraoperatorio: monitoraggio, intervento e collaborazione

Il periodo intraoperatorio, durante il quale il bambino viene sottoposto a un intervento chirurgico, è un momento critico in cui le competenze cliniche e interpersonali del team chirurgico vengono messe alla prova. Il supporto intraoperatorio richiede un monitoraggio costante, interventi appropriati e una stretta collaborazione tra i vari professionisti coinvolti.

1. Sorveglianza:
   - **Monitoraggio fisiologico:** l'uso di monitor per monitorare i segni vitali del bambino (frequenza cardiaca, saturazione dell'ossigeno, pressione sanguigna) è essenziale per individuare precocemente eventuali segni di instabilità.
   - **Monitoraggio dell'anestesia:** l'anestesista monitora la profondità dell'anestesia, assicurandosi che il bambino rimanga incosciente e senza dolore, mantenendo una fisiologia stabile.
   - **Valutazione continua:** oltre al monitoraggio delle apparecchiature, l'osservazione clinica diretta e regolare da parte del team è essenziale per anticipare o rilevare eventuali problemi.
2. Intervento:
   - **Tecniche chirurgiche: i** chirurghi pediatrici, formati specificamente sulla particolare anatomia e fisiologia dei bambini, eseguono le operazioni con la massima precisione.
   - **Affrontare l'imprevisto: in** caso di emorragia, difficoltà anatomiche o qualsiasi altra complicazione, il team deve intervenire rapidamente per stabilizzare la situazione.
   - **Adattamento dell'anestesia:** l'anestesista può adattare i farmaci e i gas anestetici in base alle esigenze del bambino e all'andamento dell'intervento.

3. Lavorare insieme:

- **Comunicazione fluida:** uno scambio costante di informazioni tra il chirurgo, l'anestesista, il personale infermieristico e gli altri membri del team è essenziale per garantire un'assistenza ottimale.
- **Ruolo dell'infermiere di sala:** l'infermiere di chirurgia pediatrica svolge un ruolo centrale, assistendo i compiti chirurgici, preparando e sterilizzando gli strumenti e fungendo da collegamento per la comunicazione.
- **Consultazioni specialistiche:** a seconda della natura dell'intervento e delle possibili complicazioni, durante la procedura possono essere chiamati d'urgenza altri specialisti, come cardiologi, nefrologi o radiologi.

4. Rassicurare la famiglia:

- **Aggiornamenti regolari:** informare la famiglia sui progressi dell'intervento può aiutare a ridurre l'ansia.
- **Area di attesa:** offrire uno spazio confortevole e rilassante alle famiglie durante l'intervento è fondamentale per il loro benessere.

L'assistenza intraoperatoria in chirurgia pediatrica è un balletto coordinato di abilità e competenze. Ogni membro del team svolge un ruolo chiave nel garantire la sicurezza e l'efficienza dell'intervento, assicurando al contempo che il bambino e la sua famiglia siano sostenuti e rassicurati in ogni fase.

Recupero post-operatorio: monitoraggio, dolore ed educazione

La fase post-operatoria nella chirurgia pediatrica è fondamentale per garantire che il bambino si riprenda in modo rapido e sicuro. Questo periodo richiede un monitoraggio attento, un'adeguata gestione del dolore e un'educazione continua per il bambino e la sua famiglia.

1. Sorveglianza:

   Monitoraggio continuo: dopo l'operazione, il bambino viene generalmente portato in una sala di recupero dove i segni vitali (frequenza cardiaca, saturazione di ossigeno, pressione sanguigna) vengono monitorati continuamente.

   Valutazione neurologica: assicurarsi che il bambino si svegli correttamente dall'anestesia, risponda agli stimoli e recuperi le funzioni motorie e sensoriali.

   Osservazione delle ferite: ispezionare regolarmente i siti chirurgici per rilevare segni di infezione, sanguinamento o altre complicazioni.

2. Gestione del dolore:

   Valutazione regolare: utilizzare scale del dolore adattate all'età e allo sviluppo del bambino per valutare i livelli di dolore.

   Farmaci: somministrare analgesici per via orale, endovenosa o di altro tipo, a seconda delle esigenze del bambino e della natura dell'intervento.

   Tecniche non farmacologiche: utilizzare tecniche come il gioco terapeutico, la distrazione o il rilassamento per aiutare a ridurre il dolore e l'ansia.

3. Istruzione:

   Cura delle ferite: istruire la famiglia su come curare le incisioni chirurgiche, quali segni di infezione osservare e come somministrare i farmaci.

   Movimento e attività: informare la famiglia e il bambino sul livello di attività consigliato dopo l'intervento, sui movimenti da evitare e sulle fasi di rieducazione, se necessario.

   Alimentazione e idratazione: fornire istruzioni su come riprendere a mangiare e su quali alimenti scegliere e quali evitare.

   Follow-up medico: spiegare l'importanza degli appuntamenti di follow-up, gli esami da effettuare e i segnali di allarme a cui prestare attenzione.

4. Supporto emotivo:

  Rassicurare il bambino: il periodo post-operatorio può essere fonte di ansia per il bambino. È fondamentale rassicurarlo e rispondere alle sue domande.

  Sostegno per i genitori: offrire un luogo di ascolto e di dialogo ai genitori che possono sentirsi stressati o in colpa dopo l'intervento chirurgico del loro bambino.

La fase post-operatoria è un momento delicato in cui la cura e l'attenzione sono fondamentali per garantire un recupero ottimale. Una comunicazione aperta e continua con il bambino e la sua famiglia, unita a un monitoraggio clinico rigoroso e a un'efficace gestione del dolore, sono le chiavi per un recupero di successo.

Capitolo 4

TECNICHE
E
PROCEDURE
SPECIFICHE

Strumenti chirurgici in pediatria

La chirurgia pediatrica presenta sfide uniche a causa delle dimensioni ridotte dei pazienti e delle loro delicate strutture anatomiche. Di conseguenza, gli strumenti chirurgici utilizzati in pediatria sono spesso versioni miniaturizzate di quelli utilizzati nella chirurgia degli adulti. Ecco una panoramica degli strumenti chirurgici comunemente utilizzati nella chirurgia pediatrica:

1. Strumenti di dissezione e taglio:
   - **Bisturi:** strumento affilato utilizzato per incidere la pelle e altri tessuti. Le lame pediatriche sono più piccole e sottili di quelle utilizzate nella chirurgia degli adulti.
   - **Forbici chirurgiche:** disponibili in diverse dimensioni e forme, sono utilizzate per tagliare i tessuti molli.
   - **Pinze da dissezione:** utilizzate per afferrare e trattenere i tessuti durante la dissezione.
2. Strumenti per l'emostasi:
   - **Pinza emostatica:** progettata per bloccare e legare i vasi sanguigni per prevenire o arrestare il sanguinamento.
   - **Aghi e suture:** si usano per suturare i tessuti. Le dimensioni e i tipi di filo sono specificamente adattati alla pediatria.
3. Strumenti di presa:
   - **Pinze anatomiche: vengono** utilizzate per afferrare e stabilizzare i tessuti molli durante l'intervento chirurgico.
   - **Porta aghi:** serve a tenere l'ago durante la sutura.
4. Strumenti di visualizzazione:
   - **Divaricatori:** tengono aperte le incisioni per consentire un chiaro accesso al sito chirurgico. I divaricatori pediatrici sono spesso più piccoli e delicati.

Speculum: utilizzati per aprire e visualizzare le cavità del corpo, come l'orecchio o il retto.

5. Strumenti specializzati:

   Trocar: utilizzato nella chirurgia laparoscopica per introdurre gli strumenti chirurgici nella cavità del corpo attraverso una piccola incisione.

   Endoscopio: strumento dotato di telecamera per visualizzare l'interno del corpo durante un intervento chirurgico minimamente invasivo.

6. Strumenti di drenaggio e aspirazione:

   Siringhe e cateteri: utilizzati per drenare liquidi o somministrare farmaci.

   Aspiratore chirurgico: viene utilizzato per aspirare i fluidi corporei o i detriti dall'area operatoria.

7. Strumenti di fissazione ossea:

   Perni, viti e placche: utilizzati nella chirurgia ortopedica pediatrica per fissare fratture o correggere deformità ossee.

La natura specifica della chirurgia pediatrica richiede grande precisione e strumenti adatti alle dimensioni e alla fragilità dei pazienti. Conoscere e padroneggiare questi strumenti è essenziale per tutti gli operatori sanitari che lavorano in questo campo.

Tecniche di anestesia pediatrica

L'anestesia pediatrica, essenziale per eseguire interventi chirurgici sui bambini, è una specialità a sé stante, che richiede competenze specifiche a causa delle particolari caratteristiche fisiologiche e psicologiche dei bambini. Le tecniche di anestesia si adattano all'età, alle dimensioni, alle condizioni mediche del bambino e alla natura dell'intervento. Ecco una panoramica delle tecniche comunemente utilizzate:

1. Anestesia generale:

   Induzione per via inalatoria: questo è spesso il metodo preferito dai bambini che hanno paura delle iniezioni. Il bambino respira un gas anestetico, spesso miscelato con ossigeno, attraverso una maschera.

   Induzione endovenosa: una volta stabilito l'accesso venoso, viene iniettato un anestetico. Questo è comune nei bambini più grandi o in quelli che hanno già un catetere endovenoso.

   Mantenimento: dopo l'induzione, l'anestesia viene mantenuta con agenti inalatori o endovenosi, spesso con una combinazione di entrambi.

2. Anestesia regionale:

   Anestesia spinale: iniezione di anestetico locale nello spazio subaracnoideo della colonna vertebrale. Viene utilizzata per gli interventi chirurgici alla parte inferiore del corpo.

   Anestesia epidurale: simile all'anestesia spinale, ma l'anestetico viene iniettato nello spazio epidurale. Può essere utilizzata per gestire il dolore post-operatorio.

   Blocco nervoso periferico: l'anestetico viene iniettato intorno a un nervo o a un gruppo di nervi per intorpidire un'area specifica del corpo.

3. Sedazione cosciente:

   Spesso viene utilizzato per procedure più brevi o meno invasive. Il bambino è rilassato e può essere sveglio ma insensibile al dolore.

4. Premedicazione:

   La somministrazione di farmaci prima dell'anestesia, spesso per ridurre l'ansia del bambino. Questo può essere fatto utilizzando farmaci per via orale, nasale o endovenosa.

5. Tecniche speciali:

   Anestesia endovenosa totale (TIVA): utilizza solo agenti endovenosi per mantenere l'anestesia. Questo può essere vantaggioso per alcune procedure o situazioni.

Tecniche di induzione non farmacologiche: l'uso di metodi di distrazione, come video, giochi o la presenza dei genitori, per ridurre l'ansia del bambino durante l'induzione.

Considerazioni speciali nell'anestesia pediatrica:
- I bambini sono più a rischio di ipotermia durante l'intervento chirurgico, quindi le tecniche di riscaldamento sono essenziali.
- Le vie aeree del bambino sono anatomicamente diverse da quelle dell'adulto e richiedono competenze specifiche per l'intubazione.
- I bambini hanno una capacità organica ridotta, che può influenzare la scelta e il dosaggio dei farmaci anestetici.
- La gestione del dolore post-operatorio è essenziale per un recupero rapido e confortevole.

L'anestesia pediatrica è una collaborazione tra l'anestesista, il bambino, i genitori e il team chirurgico. Una comunicazione efficace e la comprensione delle esigenze specifiche del bambino sono essenziali per garantire un'anestesia sicura ed efficace.

Particolarità delle incisioni e delle suture nei bambini

La pelle dei bambini è diversa da quella degli adulti sotto molti aspetti: è più sottile, più elastica, ha una vascolarizzazione diversa e una capacità di guarigione rapida. Queste differenze significano che nella chirurgia pediatrica sono necessarie tecniche di incisione e sutura specifiche.

1. Incisioni:

   Precisione: a causa delle dimensioni ridotte di molti organi e strutture nei bambini, le incisioni devono essere estremamente precise per evitare danni inutili.

   Dimensioni: le incisioni sono generalmente più piccole, soprattutto con l'avvento delle tecniche chirurgiche minimamente invasive adattate ai bambini.

   Posizione: la posizione delle incisioni viene scelta non solo in base all'accesso chirurgico, ma anche tenendo conto delle preoccupazioni estetiche, dato che le cicatrici continueranno a crescere con il bambino.

2. Suture:

   Materiali: le suture utilizzate nei bambini sono spesso più sottili di quelle utilizzate negli adulti. Le suture riassorbibili sono preferite, soprattutto per le suture profonde o interne, in quanto eliminano la necessità di una successiva estrazione.

   > **Tecniche:** le tecniche di sutura devono garantire una tensione minima sulla pelle, consentendo una guarigione più rapida e riducendo il rischio di cicatrici ipertrofiche o cheloidi.

   > **Suture sottocutanee:** queste suture interne sono spesso utilizzate per unire i bordi della ferita e ridurre la tensione sulla pelle. In genere sono assorbibili.

   > **Suture superficiali:** possono essere assorbibili o meno, a seconda della posizione e del tipo di ferita. I punti di sutura vengono posizionati in modo da garantire una precisa coaptazione dei bordi della ferita.

   Adesivi cutanei: per le ferite di piccole dimensioni o per quelle con bordi ben assortiti, gli adesivi cutanei possono essere utilizzati al posto delle suture tradizionali.

Cura post-sutura: è essenziale che i genitori o i tutori siano pienamente informati sulla cura della ferita, per evitare infezioni e garantire una guarigione adeguata.

3. Considerazioni speciali:

Guarigione: la pelle dei bambini tende a guarire più rapidamente di quella degli adulti. Tuttavia, è fondamentale garantire che la guarigione sia il più possibile accettabile dal punto di vista estetico.

Rischi: i bambini hanno maggiori probabilità di avere reazioni a determinati materiali di sutura o adesivi. Sono anche più attivi, il che aumenta potenzialmente il rischio di rottura o spostamento delle suture.

Gestione del dolore: il dolore e il disagio associati alle incisioni e alle suture devono essere gestiti con attenzione, utilizzando una combinazione di anestetici locali, antidolorifici e, talvolta, tecniche di distrazione.

La gestione chirurgica dei bambini richiede un'attenzione meticolosa ai dettagli, una tecnica impeccabile e una conoscenza approfondita delle loro particolarità anatomiche e fisiologiche. Anche se il processo di guarigione può essere più rapido nei bambini, l'importanza della guarigione estetica e funzionale è fondamentale per la loro crescita e il loro sviluppo futuri.

Capitolo 5

PATOLOGIE COMUNI

Malformazioni congenite

Le malformazioni congenite, note anche come difetti congeniti, sono alterazioni strutturali o funzionali presenti alla nascita. Possono derivare da fattori genetici o ambientali, o da una combinazione di entrambi. Il coinvolgimento dell'infermiera chirurgica pediatrica è essenziale nella gestione di queste condizioni, sia dal punto di vista chirurgico che emotivo ed educativo per le famiglie interessate.

1. Tipi di malformazioni congenite:
   - **Cardiaco:** queste anomalie possono includere fori tra le camere cardiache, valvole cardiache anormali o vasi sanguigni malformati.
   - **Digerente:** Esempi: atresia esofagea, malrotazione intestinale, palatoschisi o labiopalatoschisi.
   - **Uretro-renale:** come il reflusso vescico-ureterale o l'agenesia renale.
   - **Muscoloscheletrico:** displasia dell'anca, piede torto, ecc.
   - **Neurologico:** anencefalia, spina bifida, idrocefalo.
   - **Cromosomica:** trisomia 21 (sindrome di Down), trisomia 18, sindrome di Turner, tra le altre.
2. Cause e fattori di rischio:
   - **Genetica:** anomalie cromosomiche o mutazioni genetiche specifiche.
   - **Ambientale:** esposizione a determinate infezioni, farmaci, droghe o altri agenti teratogeni durante la gravidanza.
   - **Fattori materni:** età avanzata, diabete, consumo di alcol, fumo, malnutrizione.
   - **Sconosciuta:** In molti casi, la causa esatta rimane indeterminata.
3. Diagnosi e valutazione:
   - **Screening prenatale:** ecografie, esami del sangue, amniocentesi e biopsia dei villi coriali.

- **Valutazione postnatale:** esame fisico, imaging (raggi X, risonanza magnetica, ecografia) e test genetici.
4. Gestione chirurgica:
  - **Obiettivi:** correggere l'anomalia, migliorare la funzione e la qualità della vita.
  - **Pianificazione:** in base alla gravità della malformazione, all'età del paziente e ad altri fattori medici.
  - **Riabilitazione:** terapie fisiche e occupazionali e monitoraggio regolare per garantire uno sviluppo ottimale.
5. Ruolo dell'infermiere:
  - **Educazione:** informare i genitori sulla malformazione, sulle opzioni di trattamento e sulle prospettive a lungo termine.
  - **Supporto emotivo:** offrire supporto psicologico alle famiglie e ai bambini, collaborando con psicologi o assistenti sociali, se necessario.
  - **Assistenza pre e post-operatoria:** preparazione del bambino all'intervento, monitoraggio post-operatorio, gestione del dolore e insegnamento dell'assistenza domiciliare.

Le malformazioni congenite sono diverse e varie e la loro gestione richiede un approccio multidisciplinare. Gli infermieri svolgono un ruolo centrale nel coordinamento dell'assistenza, nell'educazione e nel sostegno dei pazienti e delle loro famiglie durante il processo di cura.

Tumori pediatrici

I tumori pediatrici, sebbene più rari di quelli riscontrati negli adulti, presentano sfide uniche in termini di diagnosi e trattamento. Questi tumori possono essere benigni o maligni. L'approccio terapeutico è spesso multidisciplinare e coinvolge chirurghi, oncologi, radiologi, patologi e, naturalmente, infermieri specializzati.

1. Tipi di tumori pediatrici:
   - **Tumori del sistema nervoso centrale:** come il medulloblastoma e il glioma del tronco cerebrale.
   - **Leucemie:** come la leucemia linfoblastica acuta, la forma più comune nei bambini.
   - **Tumori ossei:** come l'osteosarcoma e il sarcoma di Ewing.
   - **Neuroblastoma:** un tumore che di solito si sviluppa nelle piccole ghiandole surrenali.
   - **Tumori del rene:** come il nefroblastoma o il tumore di Wilms.
   - **Linfomi:** come il linfoma di Hodgkin e il linfoma non Hodgkin.
   - **Rabdomiosarcoma:** tumore muscolare.
2. Eziologia e fattori di rischio:
   - **Genetica:** alcune mutazioni genetiche o sindromi ereditarie possono aumentare il rischio.
   - **Esposizioni ambientali:** alcuni agenti possono aumentare il rischio, anche se le cause esatte della maggior parte dei tumori pediatrici restano in gran parte sconosciute.
3. Diagnosi e valutazione:
   - **Sintomi:** variano a seconda del tipo e della posizione del tumore.
   - **Imaging:** risonanza magnetica, TAC, ecografia e scintigrafia ossea.
   - **Biopsia:** essenziale per determinare la natura e il grado del tumore.
   - **Esami del sangue:** per valutare la funzionalità degli organi e rilevare la presenza di cellule tumorali.
4. Trattamenti:
   - **Chirurgia:** per rimuovere il tumore.
   - **Chemioterapia:** utilizza farmaci per uccidere le cellule tumorali o impedirne la moltiplicazione.

Radioterapia: utilizza le radiazioni per colpire e uccidere le cellule tumorali.

Terapie mirate e immunoterapia: trattamenti più recenti che mirano specificamente alle caratteristiche delle cellule tumorali o che rafforzano il sistema immunitario del bambino contro il cancro.

5. Ruolo dell'infermiere:

Educazione: informare la famiglia sulla malattia, sul trattamento e sui potenziali effetti collaterali.

Gestione dei sintomi: per aiutare a gestire il dolore, la stanchezza, la nausea o altri effetti collaterali.

Supporto emotivo: fornire un sostegno psicologico al bambino e alla sua famiglia, dato lo stress e l'ansia associati alla diagnosi e al trattamento.

Coordinamento dell'assistenza: collaborare con gli altri membri del team sanitario per garantire che il bambino riceva un'assistenza completa e coerente.

Follow-up: follow-up regolare per monitorare i segni di recidiva e le possibili complicazioni tardive del trattamento.

Affrontare una diagnosi di tumore in un bambino è una delle sfide più angoscianti che una famiglia possa affrontare. Gli infermieri svolgono un ruolo fondamentale nel garantire che il bambino e la sua famiglia ricevano l'assistenza, il sostegno e l'educazione di cui hanno bisogno durante questa prova.

Trauma e chirurgia d'emergenza

Le emergenze traumatiche e chirurgiche nei bambini richiedono una gestione rapida ed efficace per evitare complicazioni potenzialmente fatali. A differenza degli adulti, i bambini hanno particolarità anatomiche e fisiologiche che possono influenzare la manifestazione dei sintomi e la risposta al trattamento. Gli infermieri svolgono un ruolo chiave in questa assistenza di emergenza.

1. Tipi di trauma e di emergenza:
   Lesioni alla testa: commozioni, contusioni, emorragie cerebrali.

   Trauma toracico: contusioni polmonari, pneumotorace, emopneumotorace.

   Trauma addominale: danni agli organi interni come fegato, milza e intestino.

   Fratture: a seconda della posizione e della gravità, alcune possono richiedere un intervento chirurgico.

   Ustioni: valutazione della profondità, della superficie e della posizione.

   Ostruzioni intestinali acute: come intussuscezione o ostruzione intestinale.

2. Segni e sintomi:
   Variabilità: i bambini possono non mostrare sintomi immediati nonostante una lesione grave.

   Osservazione: pianto, agitazione, sonnolenza o altri cambiamenti comportamentali possono essere segnali di allarme.

3. Valutazione e diagnosi:
   Esame fisico rapido: valutazione di coscienza, respirazione e circolazione.

   Imaging: radiografie, ultrasuoni, TAC a seconda del sospetto clinico.

   Esami di laboratorio: esami del sangue per valutare la funzionalità degli organi e rilevare eventuali emorragie.

4. Azione immediata:
   Stabilizzazione: assicurare una via aerea libera, stabilizzare la respirazione e la circolazione.

   Rianimazione: in caso di arresto cardiopolmonare, la rianimazione adeguata all'età è fondamentale.

   Gestione del dolore: somministrazione di analgesici appropriati e monitoraggio degli effetti collaterali.

5. Ruolo dell'infermiere:
   Triage: valutazione rapida della gravità e rinvio al giusto livello di assistenza.

- **Assistenza immediata: inserimento di** linee venose, somministrazione di farmaci, monitoraggio dei parametri vitali.
- **Comunicazione:** informare i medici di qualsiasi cambiamento nelle condizioni del bambino e rassicurare la famiglia.
- **Preparare l'intervento:** se è necessario un intervento, preparare il bambino e la famiglia e ottenere i consensi necessari.
- **Assistenza post-operatoria:** monitoraggio dei segni di complicazioni, gestione del dolore, educazione all'assistenza domiciliare.

Le emergenze traumatologiche e chirurgiche pediatriche sono situazioni stressanti non solo per il bambino e la sua famiglia, ma anche per il team sanitario. L'intervento rapido, la diagnosi accurata e la qualità dell'assistenza sono fondamentali. Gli infermieri, al centro di questa assistenza, devono dimostrare competenza, reattività e compassione per garantire il miglior risultato possibile per il bambino ferito o malato.

Capitolo 6

GESTIRE IL DOLORE NEI BAMBINI SOTTOPOSTI A INTERVENTO CHIRURGICO

Valutazione del dolore pediatrico

Il dolore nei bambini, spesso sottovalutato o mal interpretato, è una sfida importante per gli operatori sanitari. È soggettivo e la sua manifestazione può variare in base all'età, allo sviluppo e alla cultura del bambino. Una valutazione accurata è fondamentale per garantire un trattamento adeguato ed evitare sequele psicologiche o fisiologiche.

1. L'importanza della valutazione:
   - **Riconoscimento:** tutti i bambini hanno il diritto di far valutare il loro dolore.
   - **Impatto potenziale:** Il dolore non trattato può avere conseguenze sullo sviluppo, sul comportamento e sulla qualità di vita del bambino.
2. Difficoltà di valutazione:
   - **Comunicazione:** I bambini, soprattutto i più piccoli, possono avere difficoltà a esprimere il loro dolore.
   - **Manifestazioni variabili:** il dolore può manifestarsi come agitazione, sonnolenza, irritabilità o anche comportamento apparentemente normale.
3. Strumenti di valutazione:
   - **Scale di autovalutazione:** come la Faces Pain Scale o la scala numerica per i bambini più grandi.
   - **Scale di valutazione eterogenee:** utilizzate per i bambini che non sono in grado di valutarsi da soli, come la scala FLACC (Face, Legs, Activity, Cry, Consolability).
   - **Valutazione comportamentale:** osservazione delle espressioni facciali, del tono del corpo e dei movimenti.
   - **Feedback dei genitori:** i genitori, che spesso sono molto attenti ai minimi cambiamenti nel comportamento del bambino, possono fornire informazioni preziose.

4. Fattori che influenzano la percezione del dolore:

   Età e sviluppo: un neonato non manifesta il dolore nello stesso modo di un adolescente.

   Esperienze passate: un bambino che ha già avuto esperienze dolorose può anticipare e sentire un nuovo dolore in modo più intenso.

   Fattori culturali: il modo in cui il dolore viene espresso e percepito può variare da una cultura all'altra.

5. Ruolo dell'infermiere:

   Valutazione regolare: il dolore deve essere valutato regolarmente e dopo ogni intervento volto ad alleviarlo.

   Educazione: insegnare ai bambini e alle loro famiglie come utilizzare gli strumenti di valutazione del dolore.

   Advocacy: gli infermieri devono difendere i diritti dei bambini a un'adeguata gestione del dolore.

   Interventi: a seconda della valutazione, attuare interventi medicinali o non medicinali per alleviare il dolore.

La valutazione del dolore pediatrico è sia un'arte che una scienza. Gli infermieri, con il loro acuto senso di osservazione e la vicinanza al paziente, sono nella posizione ideale per effettuare questa valutazione e garantire che ogni bambino riceva un'assistenza adeguata che rispetti il suo dolore.

Farmaci e tecniche non farmacologico

La gestione del dolore e del disagio nei bambini sottoposti a chirurgia pediatrica non si basa esclusivamente sui farmaci. Le tecniche non farmacologiche, spesso complementari, sono sempre più riconosciute per la loro efficacia. L'approccio deve essere olistico, personalizzato per ogni bambino e guidato da una valutazione continua del dolore.

1. Farmaci:

Analgesici: sono classificati in base alla loro potenza. Si distingue tra analgesici di livello I (paracetamolo, ibuprofene), di livello II (codeina) e di livello III (morfina, fentanil).

Antispastici: usati per trattare il dolore viscerale.

Ansiolitici e sedativi: usati per ridurre l'ansia prima di un intervento chirurgico o di procedure dolorose.

Altri farmaci: Come gli antiemetici per prevenire o trattare la nausea e il vomito postoperatori.

2. Tecniche non farmacologiche:

Tecniche fisiche:

Calore o freddo: applicato localmente per alleviare alcuni tipi di dolore.

Massaggio: può ridurre la tensione muscolare e indurre uno stato di rilassamento.

Mobilitazione: incoraggiare la mobilitazione precoce dopo l'intervento chirurgico per evitare complicazioni.

Stimolazione cognitiva e distrazione:

Libri, giochi, video: Intrattenere i bambini per distogliere la loro attenzione dal dolore.

Musica: ha un effetto calmante e può ridurre l'ansia e il dolore.

Realtà virtuale: sempre più utilizzata per immergere i bambini in un ambiente rilassante.

Tecniche di rilassamento e di respirazione:

Respirazione profonda: aiuta il rilassamento e può migliorare la tolleranza al dolore.

Meditazione e visualizzazione: tecniche per portare i bambini a uno stato di calma mentale.

Terapie comportamentali e cognitive:

Terapia del gioco: permette ai bambini di esprimere le loro paure e ansie.

Tecniche di rinforzo: incoraggiare il bambino ad adottare comportamenti positivi di fronte al dolore.

Supporto emotivo:

Presenza dei genitori: il contatto con i genitori può rassicurare e calmare molto i bambini.

Supporto psicologico: uno psicologo può aiutarla a gestire il trauma e l'ansia associati all'operazione.

3. Il ruolo dell'infermiere:

Valutazione: L'infermiera valuta il dolore del bambino e deve scegliere la migliore combinazione di tecniche.

Somministrazione di farmaci: in conformità con i protocolli e con il monitoraggio degli effetti collaterali.

Educazione: insegnare ai genitori e ai bambini le tecniche non farmacologiche appropriate.

Advocacy: garantire che i bambini ricevano un'assistenza completa che rispetti i loro diritti.

La combinazione di farmaci e tecniche non farmacologiche offre una gestione ottimale del dolore e del disagio dei bambini. L'infermiere, grazie alla sua formazione ed esperienza, è un attore chiave nel garantire l'attuazione e l'efficacia di questo approccio.

L'importanza della comunicazione con il bambino e la sua famiglia

L'intervento chirurgico pediatrico, con tutte le sue preoccupazioni, speranze e dolori, è una prova sia per il bambino che per la sua famiglia. Al centro di questa prova, la comunicazione si rivela uno strumento essenziale per il benessere del bambino e il sollievo della famiglia. L'infermiera, perno centrale del team di cura, svolge un ruolo fondamentale nel garantire una comunicazione chiara, empatica e trasparente.

1. Stabilire un clima di fiducia:

Ascolto attivo: dare ai bambini e alle loro famiglie il tempo e lo spazio per esprimersi, fare domande e condividere le loro preoccupazioni.

Empatia: comprendere e rispettare le emozioni della famiglia e del bambino, mostrando compassione.

Trasparenza: fornire informazioni chiare e oneste, anche quando le notizie sono difficili da ascoltare.

2. Adattare la comunicazione all'età e allo sviluppo del bambino:

Bambini piccoli: utilizzare giocattoli o disegni per spiegare le procedure.

Bambini in età scolare: spiegare le cose in modo semplice e diretto, usando termini che possono capire.

Adolescenti: coinvolgerli attivamente nelle decisioni relative alle loro cure, rispettando il loro bisogno di autonomia e privacy.

3. Fornire informazioni sul corso del trattamento:

Spiegazioni chiare: dettagli sulle procedure, sulla cura post-operatoria, sui farmaci e sui loro potenziali effetti collaterali.

Anticipazione: preparare il bambino e la sua famiglia a ciò che possono aspettarsi di vedere, sentire o provare durante e dopo l'intervento.

4. Supporto emotivo:

Riconoscimento: convalidare le emozioni del bambino e della sua famiglia, sia che si tratti di preoccupazione, paura, speranza o frustrazione.

Rassicurazione: offrire un sostegno costante, ricordando alle persone che l'équipe medica è lì per occuparsi del benessere del bambino.

5. Incoraggiare la partecipazione della famiglia:

Processo decisionale collaborativo: coinvolgere i genitori nelle decisioni relative all'assistenza del loro bambino, rispettando le loro scelte e i loro valori.

Educazione: insegnare ai genitori come possono aiutare ad alleviare il dolore o l'ansia del bambino, o come prendersi cura di lui a casa dopo l'intervento.

6. Gestire le situazioni difficili:

Cattive notizie: un approccio gentile ma diretto alle notizie che possono essere sconvolgenti per la famiglia.

Disaccordi: rispetti le opinioni della famiglia, cerchi di capire la fonte delle loro preoccupazioni e trovi dei compromessi.

La comunicazione è molto più di un semplice passaggio di informazioni. È uno scambio che, se condotto correttamente, rafforza il legame di fiducia tra il bambino, la sua famiglia e il team sanitario. Le infermiere, grazie al loro contatto costante con la famiglia e il bambino, sono spesso in prima linea nel garantire questa comunicazione di qualità, che è essenziale per un'assistenza ottimale.

Capitolo 7

SFIDE EMOTIVE E PSICOLOGICO

Capire l'ansia e la paura del bambino

Ogni bambino è un mondo a sé, con le proprie percezioni, sentimenti e immaginazione. Di fronte all'incognita dell'intervento chirurgico, i bambini di tutte le età possono sentirsi ansiosi e spaventati. Comprendere questi sentimenti è fondamentale per gli operatori sanitari, in modo da poter fornire un supporto adeguato e un'assistenza ottimale.

1. Fonti di ansia e paura:
    - **Paura della separazione:** particolarmente marcata nei bambini piccoli, la paura di essere separati dai genitori può essere intensa.
    - **Paura dell'ignoto: non sapere cosa** accadrà durante l'operazione, o come si sentirà dopo, può essere fonte di ansia.
    - **Paura del dolore:** i bambini possono temere il dolore post-operatorio o anche le piccole iniezioni.
    - **Miti e immaginazione:** Idee preconcette, storie che abbiamo sentito o semplicemente la nostra immaginazione possono amplificare le paure.
2. Manifestazioni di ansia nei bambini:
    - **Cambiamenti comportamentali:** irritabilità, ritiro, aggressività o comportamenti regressivi come il ritorno alla pipì a letto.
    - **Sintomi fisici:** mal di stomaco, nausea, mal di testa, tremori, ecc.
    - **Disturbi del sonno:** difficoltà ad addormentarsi, incubi, risvegli notturni.
3. L'influenza dell'età e dello sviluppo:
    - **Neonati e bambini:** possono reagire in modo particolare alla separazione dai genitori ed essere disturbati dal cambiamento di ambiente.
    - **Bambini in età prescolare:** possono avere difficoltà a distinguere la realtà dalla fantasia, ecco perché le

spiegazioni semplici e rassicuranti sono così importanti.

Bambini in età scolare: curiosi, faranno domande e vorranno capire. Potrebbero anche temere di aver fatto qualcosa di sbagliato per meritare questo intervento.

Adolescenti: preoccupati per la loro indipendenza, possono temere di perdere la loro autonomia o essere preoccupati per le cicatrici e l'impatto estetico.

4. Il ruolo cruciale degli operatori sanitari:

Ascolto e convalida: è importante riconoscere e convalidare i sentimenti del bambino, senza minimizzarli.

Preparazione pre-operatoria: visitare la sala operatoria, incontrare l'équipe e persino toccare alcuni strumenti può aiutare a demistificare l'esperienza.

Tecniche di rilassamento: la respirazione profonda, la visualizzazione o l'ascolto di musica possono aiutare a calmare il bambino.

Una presenza rassicurante: Per quanto possibile, permetta ai genitori di essere presenti il più a lungo possibile prima dell'operazione.

5. Lavorare con i genitori:

Partner di cura: i genitori conoscono il loro bambino meglio di chiunque altro e possono dare indicazioni preziose su come rassicurarlo.

Educazione: Informarli affinché possano a loro volta rassicurare e informare il bambino in modo adeguato.

Comprendere l'ansia e la paura dei bambini di fronte a un intervento chirurgico è essenziale per umanizzare la loro assistenza. Questa comprensione, unita a un'assistenza adeguata, non solo contribuisce al benessere psicologico del bambino, ma può anche avere un'influenza positiva sul suo recupero fisico.

Tecniche di distrazione e riassicurazione

La distrazione e la rassicurazione sono strumenti essenziali nell'armamentario dell'assistente per ridurre l'ansia e la paura nei bambini. Questi metodi possono migliorare l'esperienza chirurgica del bambino, facilitare la collaborazione e persino potenzialmente accelerare la guarigione. Ecco un'esplorazione dettagliata delle tecniche utilizzate e della loro importanza.

1. L'arte della distrazione:
   - **Giocattoli e oggetti familiari:** portare con sé un giocattolo preferito, un peluche o una coperta può dare al bambino un senso di sicurezza e familiarità.
   - **Libri e storie:** leggere una storia o guardare un libro illustrato può distrarre i bambini dall'ambiente medico.
   - **Giochi e attività:** i puzzle, la colorazione o altri semplici giochi possono tenere occupata la mente del bambino.
   - **Multimedia:** Tablet, film o musica possono essere strumenti di distrazione efficaci, soprattutto per i bambini più grandi.
2. Tecniche di rilassamento:
   - **Respirazione profonda:** incoraggiare i bambini a fare respiri profondi e controllati può aiutarli a calmarsi.
   - **Visualizzazione:** guidare i bambini a immaginare un luogo o una situazione in cui si sentono felici e al sicuro.
   - **Tecniche tattili:** un massaggio delicato o il semplice tenere la mano del bambino possono offrire conforto.
3. Comunicazione rassicurante:
   - **Linguaggio appropriato:** utilizzare termini semplici ed evitare il gergo medico. Trasformi i termini medici spaventosi in descrizioni più amichevoli (ad esempio, "sonno speciale" per "anestesia").

- **Spiegazione onesta:** informare il bambino su ciò che accadrà in modo comprensibile, senza sommergerlo di informazioni.
- **Feedback positivo:** congratularsi con il bambino per il suo coraggio o la sua collaborazione aumenta la sua fiducia.

4. Coinvolgimento dei genitori:

- **Una presenza rassicurante:** Se possibile, permetta ai genitori di stare con il bambino durante alcune fasi, come la preparazione o il risveglio.
- **Guida:** insegnare ai genitori le tecniche di rassicurazione che possono utilizzare da soli.

5. L'ambiente giusto:

- **Arredamento:** personalizzare la stanza o la sala operatoria con colori vivaci, poster o giocattoli può rendere l'ambiente meno intimidatorio.
- **Routine:** mantenere una certa routine, simile a quella di casa, può aiutare i bambini a sentirsi più a loro agio.

La distrazione e la rassicurazione non sono solo 'trucchi' per calmare un bambino ansioso. Sono tecniche comprovate che possono avere un impatto profondo sull'esperienza complessiva del bambino, sui livelli di stress e, di conseguenza, sulla guarigione. L'infermiera, in quanto collegamento costante tra il bambino, la famiglia e l'équipe medica, si trova nella posizione ideale per implementare queste tecniche e fornire un'assistenza olistica al bambino.

Lavorare in stretta collaborazione con i genitori

Il viaggio chirurgico di un bambino non si limita all'interazione tra il bambino e l'équipe medica. I genitori, o i tutori, svolgono un ruolo essenziale e centrale. Il loro coinvolgimento, le loro preoccupazioni, il loro sostegno e la loro collaborazione sono tutti elementi che possono influenzare l'esperienza e il recupero del bambino. Ecco perché l'infermiere, in quanto perno dell'assistenza, deve lavorare a stretto contatto con loro.

1. La posizione unica dei genitori:

Conoscenza approfondita: i genitori conoscono il loro bambino meglio di chiunque altro. Le loro osservazioni, sensazioni e preoccupazioni possono fornire informazioni preziose al team medico.

Sostegno emotivo: la presenza e la rassicurazione dei genitori è spesso la migliore fonte di rassicurazione per i bambini.

2. La comunicazione, la pietra angolare della collaborazione:

Ascoltare attivamente: si prenda il tempo di ascoltare le preoccupazioni, le domande e i timori dei genitori. Questo rafforza la loro sensazione di essere coinvolti e rispettati.

Fornire informazioni regolari: offrire aggiornamenti regolari sulle condizioni del bambino, sui progressi dell'intervento o sulle fasi successive. Una comunicazione trasparente riduce le incomprensioni e le preoccupazioni.

Utilizzi un linguaggio accessibile: si assicuri che i genitori comprendano la terminologia medica e le problematiche connesse.

3. Coinvolgere i genitori nell'assistenza:

Preparazione: I genitori possono aiutare a preparare il bambino, sia fisicamente (bagni, digiuno) che emotivamente (discussioni, rassicurazioni).

Partecipazione attiva: a seconda della situazione, i genitori possono essere incoraggiati a essere presenti durante alcune procedure, come l'inserimento di un'infusione o anche nella sala di recupero dopo l'operazione.

Monitoraggio post-operatorio: i genitori svolgono un ruolo cruciale nel controllo dell'assistenza a casa, nella gestione dei farmaci e nel monitoraggio dei segni post-operatori.

4. Sostenere i genitori stessi:

Riconoscere le loro emozioni: l'intervento chirurgico è spesso fonte di forte stress per i genitori. Riconoscere le loro paure e preoccupazioni è essenziale.

Fornire risorse: che si tratti di gruppi di sostegno, letture o contatti per consulenze psicologiche, è fondamentale sostenere anche i genitori.

5. Anticipare e gestire i disaccordi:

Mediazione: in caso di disaccordo tra i genitori e l'équipe medica, l'infermiere può fungere da mediatore per trovare una soluzione.

Etica e rispetto: tutte le decisioni devono essere prese nell'interesse del bambino, nel rispetto dei diritti e delle opinioni dei genitori.

Lavorare a stretto contatto con i genitori non solo semplifica il processo chirurgico per il bambino, ma crea fiducia, migliora la comunicazione e ottimizza i risultati. Stabilendo questo forte legame con i genitori, l'infermiera assicura un'assistenza completa ed empatica, che è essenziale per un'esperienza chirurgica positiva per il bambino.

Capitolo 8

COMUNICAZIONE CON LA FAMIGLIA

Informare senza allarmare

Informare senza allarmare è una vera e propria arte che tutti gli operatori sanitari, in particolare gli infermieri, devono padroneggiare. Quando si lavora in un ambiente medico, in particolare in chirurgia pediatrica, la necessità di tenere informate le famiglie è fondamentale, così come la necessità di preservare un ambiente sereno per il bambino e i suoi cari. Ecco un'esplorazione di questa delicata equazione.

1. Comprendere la necessità di informazioni:

   L'importanza della chiarezza: i genitori vogliono sapere cosa sta succedendo, cosa c'è in gioco e quali sono i rischi e i benefici. Una mancanza di informazioni può portare a incertezza, sfiducia e idee sbagliate.

   Paura dell'ignoto: il proverbio "Meglio il diavolo che conosci che quello che non conosci" si applica a questo caso. L'ignoto è spesso più spaventoso della realtà.

2. Le basi della comunicazione efficace:

   Adottare un linguaggio semplice: i termini medici possono confondere. È fondamentale utilizzare un linguaggio chiaro e accessibile.

   Verificare la comprensione: chiedere regolarmente ai genitori se hanno domande o se desiderano che alcuni punti siano spiegati nuovamente aiuta a evitare malintesi.

   Rimanere nei fatti: si concentri sui fatti, sulle procedure e su ciò che conosce. Eviti le speculazioni.

3. Informazioni sul bilanciamento :

   Positività e realtà: è fondamentale evidenziare gli aspetti positivi, pur essendo onesti sui possibili rischi o complicazioni. L'obiettivo è presentare un quadro equilibrato.

Sequenza delle informazioni: troppe informazioni tutte insieme possono essere schiaccianti. Spesso è una buona idea fornire le informazioni per gradi, in base alla loro rilevanza immediata.

4. Utilizzo di strumenti visivi:

Supporto scritto: fornire opuscoli o schede riassuntive può aiutare le famiglie a digerire le informazioni al proprio ritmo.

Materiale interattivo: in alcuni casi, la proiezione di video, diagrammi o modelli può essere utile per chiarire concetti o procedure.

5. Il potere dell'empatia :

Riconoscere le emozioni: Gli infermieri devono essere attenti alle emozioni dei genitori e dei bambini e adattare il loro approccio di conseguenza.

Offrire conforto: un semplice gesto, come toccare il braccio o offrire un sorriso, può alleviare l'ansia.

6. Incoraggiare il dialogo :

Creare un ambiente aperto: incoraggiare i genitori e i bambini a fare domande o a esprimere le loro preoccupazioni aiuta a identificare e ad affrontare le questioni che li preoccupano di più.

Informare senza allarmare è un'abilità essenziale per gli infermieri della chirurgia pediatrica. Attraverso una comunicazione trasparente, empatica e attenta, è possibile creare un ambiente di fiducia, che è essenziale per il benessere del bambino e per la tranquillità di chi gli sta vicino.

Ascoltare e rispondere alle preoccupazioni

L'ascolto attivo e la risposta appropriata alle preoccupazioni dei pazienti e delle loro famiglie sono un aspetto fondamentale del ruolo infermieristico, in particolare nella chirurgia pediatrica. In questo contesto spesso stressante, dove i bambini e i loro genitori possono essere vulnerabili, gli infermieri si pongono come un pilastro rassicurante, pronto ad offrire sostegno, chiarezza e ascolto. Ecco come affrontare questa sfida con empatia e professionalità.

1. Riconoscere l'importanza dell'ascolto:

    Stabilire un rapporto di fiducia: l'ascolto attivo è il primo passo per stabilire un rapporto di fiducia con la famiglia.

    Comprendere per agire meglio: ascoltando attentamente, gli infermieri possono adattare i loro interventi alle esigenze specifiche del bambino e della sua famiglia.
2. Tecniche di ascolto attivo:

    Mantenere il contatto visivo: questo dimostra all'altra persona che lei è pienamente presente e impegnato nella conversazione.

    Adotti una postura aperta: una postura del corpo aperta e non minacciosa incoraggia il dialogo.

    Rifiutare le distrazioni: Garantire un ambiente calmo e concentrarsi completamente sulla conversazione dimostra rispetto per l'altra persona.
3. Convalidare i sentimenti e le preoccupazioni:

    Riconoscimento: usando frasi come "Capisco la sua preoccupazione" o "È perfettamente normale sentirsi così", l'infermiere convalida le emozioni dei genitori o del bambino.

    Riformulare: ripetere ciò che è stato detto con parole proprie assicura che lei abbia capito ciò che è stato detto e dimostra di aver ascoltato attentamente.
4. Fornire risposte adeguate:

    Informare: a volte le preoccupazioni nascono da una mancanza di informazioni. In questo caso, fornire chiarimenti può essere molto rassicurante.

Rinvio: se l'infermiere non ha la risposta, deve indirizzare la famiglia al professionista appropriato (medico, specialista, psicologo, ecc.).

5. Gestire le preoccupazioni emotive:

Offrire sostegno: un semplice gesto di compassione, una spalla su cui appoggiarsi o parole rassicuranti possono avere un impatto significativo.

Suggerire risorse: in caso di preoccupazioni profonde o durature, può essere opportuno suggerire gruppi di sostegno, consulenze psicologiche o altre risorse di aiuto.

6. Chiusura della discussione:

Ricapitolazione: al termine della conversazione, riassuma brevemente i punti affrontati per assicurarsi che tutto sia stato compreso.

Incoraggiare il dialogo futuro: far presente che la porta è sempre aperta per altre domande o preoccupazioni rassicura la famiglia.

L'arte di ascoltare e rispondere alle preoccupazioni richiede pratica, empatia e pazienza. Nel contesto teso della chirurgia pediatrica, questa abilità è essenziale per garantire il benessere emotivo del bambino e della sua famiglia e per stabilire un clima di fiducia favorevole a un'assistenza ottimale.

Gestire le aspettative e situazioni difficili

La gestione delle aspettative è fondamentale nella chirurgia pediatrica. Le emozioni sono più forti e gli infermieri sono spesso il primo punto di contatto con le famiglie, in prima linea per rispondere alle domande e placare le paure. Si tratta di un delicato equilibrio tra compassione, realtà clinica e comunicazione. Ecco un approccio per aiutarla a navigare in questo labirinto emotivo.

1. Chiarimento preventivo delle aspettative:

Definire chiaramente il processo: spiegare le fasi dell'intervento, le possibili complicazioni e il periodo di recupero può aiutare ad allineare le aspettative dei genitori con la realtà.

Affrontare la variabilità dei risultati: ogni bambino è unico e i risultati possono variare. È essenziale preparare le famiglie a questa eventualità.

2. Coltivare una comunicazione trasparente:

Onestà premurosa: È fondamentale essere onesti, pur rimanendo sensibili al disagio emotivo della famiglia.

Disponibilità: rendersi disponibile a rispondere alle domande, non importa quante, dimostra un impegno reale per il benessere del bambino e della sua famiglia.

3. Tecniche di gestione delle emozioni :

Empatia: mettersi nei panni dei suoi genitori, riconoscere le loro paure e speranze e rispondere con compassione.

Affermazione positiva: enfatizzare gli aspetti positivi rimanendo realistici.

4. Anticipare le situazioni difficili:

Preparazione: se sa che una notizia o un passo sarà difficile da affrontare per la famiglia, deve preparare il terreno con delicatezza.

Sostegno emotivo: il supporto di uno psicologo o di un assistente sociale può essere utile in situazioni particolarmente difficili.

5. Affrontare gli imprevisti:

Mantenere la calma: di fronte a una situazione inaspettata, l'infermiere deve rimanere un faro di serenità per il bambino e la famiglia.

Collaborazione interprofessionale: può essere necessario rivolgersi al team medico per ottenere chiarimenti o assistenza.

6. Gestire le cattive notizie:

   Scegliere il momento e l'ambiente giusto: Scelga un luogo tranquillo, privo di distrazioni, dove la famiglia si sentirà a proprio agio nel reagire e nel fare domande.

   Sia diretto, ma delicato: menare il can per l'aia può aumentare l'ansia. È meglio andare dritti al punto, pur essendo delicati.

7. Incoraggiare la resilienza e il sostegno:

   Rinvio alle risorse: suggerire gruppi di sostegno, terapie o altre risorse che possono aiutare le famiglie a gestire lo stress e l'incertezza.

   Celebrare le piccole vittorie: ogni passo che facciamo, ogni progresso, per quanto piccolo, è una vittoria che merita di essere riconosciuta e celebrata.

Navigare nel complesso mondo della chirurgia pediatrica, con le sue numerose aspettative e sfide emotive, è un compito scoraggiante. Tuttavia, con una comunicazione attenta, una genuina empatia e una solida preparazione, gli infermieri possono svolgere un ruolo centrale nell'aiutare le famiglie a superare queste prove con forza e speranza.

Capitolo 9

ASSISTENZA AL NEONATO E I NEONATI PREMATURI

Sfide specifiche chirurgia neonatale

La chirurgia neonatale, che si concentra sul trattamento dei neonati durante il primo mese di vita, è una delle aree più delicate e complesse della chirurgia pediatrica. Questi piccoli pazienti presentano sfide uniche sia dal punto di vista medico che emotivo. In questa sezione, discuteremo le specificità e le sfide associate a questa delicata disciplina.

1. Vulnerabilità fisiologica del neonato :
   - **Sistemi di organi immaturi:** gli organi del neonato, in particolare il cuore, i polmoni e il cervello, si stanno ancora sviluppando, il che può complicare l'intervento chirurgico e il recupero.
   - **Omeostasi fragile:** i neonati hanno una capacità limitata di regolare la temperatura, i fluidi e l'equilibrio elettrolitico, che richiede un attento monitoraggio.
2. Sfide anestetiche:
   - **Dosi appropriate: i** farmaci anestetici devono essere attentamente dosati in base al peso e alla fisiologia specifica del neonato.
   - **Gestione delle vie aeree:** le vie aeree dei neonati sono più piccole e malleabili, e richiedono un'esperienza speciale per l'intubazione.
3. Dimensioni miniaturizzate :
   - **Strumenti chirurgici adattati:** le dimensioni ridotte del neonato richiedono strumenti appositamente progettati per la chirurgia neonatale.
   - **Maggiore precisione:** dimensioni più piccole significano margini di errore più ridotti, richiedendo maggiore precisione e destrezza.
4. Patologie specifiche :
   - **Malformazioni congenite: i** neonati possono presentare anomalie congenite che richiedono un intervento chirurgico, come malformazioni cardiache o intestinali.

Condizioni genetiche: alcune sindromi genetiche possono richiedere un intervento chirurgico precoce.

5. Sfide emotive e psicologiche:

Aumenta l'ansia dei genitori: la prospettiva di un intervento chirurgico su una persona così giovane e fragile può essere estremamente stressante per i genitori.

Comunicazione delicata: spiegare concetti medici complessi a genitori emotivamente sconvolti richiede tatto ed empatia.

6. Problemi post-operatori:

Aumento del monitoraggio: i neonati che hanno subito un intervento chirurgico necessitano di un monitoraggio post-operatorio intensivo per individuare precocemente eventuali segni di complicazioni.

Supporto nutrizionale: la nutrizione è essenziale per la crescita e la guarigione del neonato, che può richiedere tecniche di alimentazione specializzate.

7. Etica e processo decisionale medico:

Decisioni di trattamento: La decisione di operare o meno un neonato, soprattutto quando la prognosi è incerta, può essere irta di implicazioni etiche.

Consenso informato: garantire che i genitori comprendano appieno i rischi, i benefici e le alternative è fondamentale.

La chirurgia neonatale è un campo in cui l'esperienza medica incontra l'umanità più profonda. Ogni decisione e ogni operazione è gravida di conseguenze e richiede una combinazione di eccellenza tecnica, giudizio clinico e compassione. Si tratta di un campo in cui l'infermiera svolge un ruolo essenziale come custode del benessere del paziente e come supporto inestimabile per la famiglia.

Cura dei neonati prematuri: specificità e precauzioni

I bambini prematuri, spesso definiti come neonati nati prima delle 37 settimane di gestazione, sono particolarmente vulnerabili e richiedono un'assistenza speciale. La loro cura è un delicato equilibrio tra tecnologia medica all'avanguardia e amorevole attenzione ai dettagli. Ecco una panoramica delle caratteristiche specifiche e delle precauzioni da prendere quando ci si prende cura di questi piccoli pazienti.

1. Fragilità fisiologica :
   - **Sistemi immaturi: gli** organi dei bambini prematuri, come i polmoni, il cervello, il cuore e l'apparato digerente, non sono ancora completamente sviluppati, il che può esporli a varie complicazioni.
   - **Termoregolazione: i** neonati prematuri hanno difficoltà a mantenere la temperatura corporea e necessitano di incubatrici che li aiutino a mantenersi caldi.
2. Rischi associati alla prematurità :
   - **Malattia della membrana ialina:** disturbo respiratorio causato dalla mancanza di surfattante polmonare.
   - **Enterocolite necrotizzante:** Una condizione intestinale potenzialmente fatale.
   - **Emorragia intraventricolare:** un'emorragia cerebrale che può portare a una disabilità a lungo termine.
   - **Retinopatia della prematurità:** una malattia degli occhi che può portare alla cecità.
3. Approccio nutrizionale :
   - **Aumento del fabbisogno calorico: i** bambini prematuri hanno un fabbisogno calorico proporzionalmente più elevato per sostenere la loro rapida crescita.

Alimentazione tramite sondino: molti non possono essere alimentati per via orale inizialmente, richiedendo un'alimentazione tramite sondino.

4. Precauzioni per la cura :

Manipolazione minima: i bambini prematuri devono essere maneggiati il meno possibile per evitare lo stress e la stimolazione eccessiva.

Protezione dalle infezioni: Poiché il loro sistema immunitario è immaturo, sono più suscettibili alle infezioni. L'igiene rigorosa è fondamentale.

Monitoraggio costante: I monitor sono generalmente utilizzati per monitorare la frequenza cardiaca, la saturazione di ossigeno, la pressione sanguigna e la temperatura.

5. Supporto respiratorio :

Ventilazione: molti pazienti necessitano di assistenza respiratoria, sia con la CPAP (pressione positiva continua delle vie aeree) che con la ventilazione meccanica.

Surfattante: Alcune persone possono richiedere un trattamento con surfattante per aiutare i polmoni a funzionare correttamente.

6. Aspetti emotivi e psicologici:

Genitori in difficoltà: la nascita di un bambino prematuro può essere traumatica per i genitori e richiede un sostegno emotivo e psicologico.

Interazione genitore-paziente: nonostante l'ambiente clinico, è fondamentale incoraggiare il contatto pelle a pelle, l'allattamento al seno e altre forme di interazione.

7. Precauzioni farmacologiche :

Farmaci appropriati: i dosaggi devono essere regolati in base al peso e alla fisiologia del neonato prematuro.

Monitoraggio degli effetti collaterali: i bambini prematuri possono essere più sensibili ai farmaci, richiedendo un attento monitoraggio.

8. Preparazione del viaggio :

Criteri di dimissione: prima di essere dimessi a casa, i neonati prematuri devono raggiungere determinati traguardi, come prendere peso regolarmente e mantenere la temperatura corporea.

Assistenza domiciliare: i genitori possono richiedere una formazione sull'assistenza domiciliare, sulla rianimazione cardiopolmonare del neonato e sul monitoraggio dei segni di complicazioni.

Prendersi cura dei neonati prematuri è una responsabilità enorme, che richiede competenze cliniche avanzate e un'immensa compassione. Gli infermieri svolgono un ruolo centrale nel garantire che questi piccoli pazienti ricevano la migliore assistenza possibile, sostenendo le loro famiglie in questo viaggio spesso tumultuoso.

Collaborazione con unità di terapia intensiva neonatale

Le Unità di Terapia Intensiva Neonatale (NICU) sono progettate per soddisfare le esigenze dei neonati che necessitano di cure e monitoraggi specializzati, in particolare i neonati prematuri e quelli con condizioni mediche complesse fin dalla nascita. La stretta collaborazione tra gli infermieri di chirurgia pediatrica e l'équipe della Terapia Intensiva Neonatale è fondamentale per garantire la continuità e la qualità dell'assistenza. Vediamo i diversi aspetti di questa collaborazione essenziale.

1. Transizione delle cure:

Ammissione alla NICU: dopo l'intervento chirurgico, molti neonati possono richiedere un monitoraggio intensivo. Il coordinamento tra le équipe assicura una transizione senza problemi alla NICU.

Ritorno alla chirurgia pediatrica: una volta che il neonato si è stabilizzato, può tornare all'unità chirurgica per il monitoraggio post-operatorio continuo.

2. Condividere le informazioni:

Scambi regolari: aggiornamenti regolari sulle condizioni del paziente e sui piani di cura sono fondamentali per garantire un'assistenza coerente.

Cartelle cliniche: l'accesso alle cartelle cliniche condivise, comprese le immagini, i risultati degli esami e le note chirurgiche, promuove un processo decisionale informato.

3. Pianificazione degli interventi:

Pianificazione chirurgica: in collaborazione con la NICU, gli interventi possono essere pianificati in base allo stato di salute generale del neonato e alle risorse disponibili.

Preparazione preoperatoria: l'équipe della Terapia Intensiva Neonatale svolge un ruolo essenziale nella preparazione dei neonati all'intervento chirurgico, in particolare stabilizzando le loro condizioni e garantendo un'alimentazione adeguata.

4. Formazione e istruzione :

Sessioni di formazione congiunte: Le sessioni di formazione congiunte possono migliorare le competenze di tutti i team, concentrandosi sugli ultimi progressi nell'assistenza neonatale e chirurgica.

Educazione dei genitori: I due team possono collaborare per educare i genitori sulla cura post-operatoria e sulle esigenze specifiche del loro bambino.

5. Ricerca e sviluppo :

Studi congiunti: Le UTIN e le unità chirurgiche pediatriche possono collaborare a studi clinici per migliorare le tecniche chirurgiche, le strategie di gestione e i risultati dei neonati.

- **Protocolli di cura:** in base ai dati attuali, i team possono sviluppare e rivedere i protocolli per garantire la migliore assistenza possibile.

6. Supporto psicosociale :

- **Supporto alle famiglie:** la collaborazione tra i team fornisce un supporto psicosociale completo alle famiglie, aiutandole a superare le sfide emotive dell'intervento chirurgico e della terapia intensiva.
- **Debriefing inter-team:** Le riunioni regolari consentono ai membri del team di discutere i casi difficili, offrire sostegno reciproco e riflettere sui miglioramenti.

La collaborazione tra gli infermieri di chirurgia pediatrica e l'équipe della Terapia Intensiva Neonatale è una simbiosi volta a fornire un'assistenza olistica ai neonati. Questa relazione interdipendente assicura che ogni bambino riceva l'assistenza più completa e attenta possibile, attingendo alle competenze collettive per promuovere i migliori risultati.

Capitolo 10

TECNICHE DI RIANIMAZIONE PEDIATRICA

Principi fondamentali La rianimazione cardiopolmonare nei bambini

La rianimazione cardiopolmonare (RCP) è un'abilità vitale per tutti gli operatori sanitari, e ancora di più quando si tratta di pediatria. I bambini non sono "piccoli adulti" e le loro esigenze specifiche di RCP differiscono notevolmente da quelle degli adulti. Ecco una panoramica dei principi di base della RCP nei bambini:

1. Valutazione rapida :
   - **Coscienza:** verificare rapidamente se il bambino è cosciente, scuotendolo delicatamente o parlandogli.
   - **Respirazione:** osservare se il bambino respira normalmente. Se non respira o respira in modo anomalo, è necessario iniziare immediatamente la rianimazione cardiopolmonare.
2. Chiama i soccorsi:
   - Se è da solo, inizi la RCP per un minuto prima di chiedere aiuto. Se ci sono altre persone nelle vicinanze, chieda loro di chiamare immediatamente un'ambulanza.
3. Compressione toracica :
   - Si posizioni accanto al petto del bambino. Con un bambino più grande, usare entrambe le mani per eseguire le compressioni; con un neonato o un bambino, usare solo due dita.
   - Le compressioni devono essere eseguite a una frequenza di circa 100-120 al minuto.
   - La profondità delle compressioni deve essere almeno un terzo della profondità del torace del bambino.
4. Ventilazione :
   - Dopo 30 compressioni, somministrare 2 respiri, assicurandosi che il torace del bambino si alzi con ogni respiro.

Per i neonati, si raccomanda la tecnica bocca a bocca e naso a bocca. Per i bambini più grandi, è preferibile la tecnica bocca a bocca.

5. Utilizzo di un defibrillatore :

Se è disponibile un defibrillatore automatico esterno (DAE), lo utilizzi il prima possibile. I DAE pediatrici hanno elettrodi specifici per i bambini.

Segua le istruzioni del DAE. Se è consigliato uno shock, si assicuri che nessuno tocchi il bambino.

6. Cicli alternati :

Continuare ad alternare 30 compressioni con 2 respiri.

Se è da solo, esegua due minuti di RCP prima di cercare nuovamente aiuto o un DAE.

Se sono presenti due soccorritori, uno esegue le compressioni mentre l'altro esegue le insufflazioni, alternandosi ogni due minuti.

7. Valutazione continua:

Interruzione minima: cerchi di ridurre al minimo le interruzioni durante la RCP.

Osservare i segni di un ritorno alla circolazione spontanea, come il movimento o la ripresa della respirazione normale.

8. Specificità pediatriche :

La causa più comune di arresto cardiaco nei bambini è l'insufficienza respiratoria o lo shock, non un problema cardiaco primario.

Gli sforzi iniziali devono concentrarsi su una ventilazione adeguata e su compressioni di alta qualità.

9. Formazione e aggiornamenti:

Le raccomandazioni e le tecniche di RCP si evolvono nel tempo. È essenziale ricevere una formazione regolare e tenersi aggiornati sulle linee guida più recenti.

La RCP pediatrica è un'abilità che salva la vita. Comprendere le sfumature e le specificità della RCP pediatrica è fondamentale per fornire la migliore assistenza possibile in situazioni di emergenza.

Gestione del tratto respiratorio e ventilazione

La gestione delle vie aeree è essenziale quando si tratta di un bambino in difficoltà o in arresto respiratorio. Le caratteristiche anatomiche e fisiologiche specifiche della pediatria richiedono un approccio personalizzato. Esploriamo gli elementi essenziali di questa gestione.

1. Riconoscere la sofferenza respiratoria :
   - Segni di un aumento dello sforzo respiratorio: bozzetti, sventagliate nasali, mugolii espiratori.
   - Cianosi, pallore o cambiamenti nel colore della pelle.
   - Cambiamenti comportamentali: agitazione o letargia.
2. Posizionamento :
   - Si assicuri che la testa e il collo del bambino siano in posizione neutra.
   - Utilizzi cunei o cuscini per sollevare la testa dei bambini più grandi, facendo attenzione a non iperestendere o flettere eccessivamente il collo.
3. Liberare le vie respiratorie :
   - **Tecniche manuali:** per i neonati, utilizzare una leggera estensione della testa. Per i bambini più grandi, utilizzare la tecnica del chin-up o della sublussazione mandibolare.
   - **Aspirazione:** rimuovere rapidamente secrezioni, vomito o corpi estranei utilizzando un aspiratore.
4. Ossigenoterapia :
   - Somministrare ossigeno ad alto flusso utilizzando una maschera o una cannula nasale, a seconda della gravità del disagio.

Monitorare continuamente la saturazione di ossigeno e regolare la somministrazione di ossigeno di conseguenza.

5. Ventilazione della maschera :

In caso di arresto respiratorio o di respirazione insufficiente, utilizzi una sacca auto-riempita con una maschera di dimensioni adeguate.

Si assicuri di ottenere una buona tenuta tra la maschera e il viso del bambino.

Effettuare insufflazioni delicate, sufficienti a sollevare il torace, a una velocità adeguata all'età.

6. Intubazione tracheale:

Può essere necessario se non è in grado di ventilare adeguatamente con una maschera o se è necessaria una protezione respiratoria.

Selezionare un tubo di dimensioni adeguate e confermare il corretto posizionamento utilizzando metodi clinici e strumentali.

Fissare il tubo tracheale per evitare che si sposti.

7. Ventilazione meccanica :

Se il bambino non riesce a mantenere una ventilazione adeguata, potrebbe essere necessaria la ventilazione meccanica.

I parametri ventilatori devono essere adattati alle dimensioni, all'età e alla patologia di base del bambino.

8. Monitoraggio e valutazione in corso:

Monitoraggio continuo della frequenza cardiaca, della saturazione di ossigeno, della frequenza respiratoria e della pressione sanguigna.

Ascolti regolarmente i suoni respiratori per individuare eventuali anomalie o ostruzioni.

9. Complicazioni :

Faccia attenzione alle potenziali complicazioni come pneumotorace, edema polmonare o lesioni legate all'intubazione.

10. Formazione e competenze :
La gestione delle vie aeree nei bambini richiede una formazione specifica e un aggiornamento regolare delle competenze.

La gestione delle vie aeree nei bambini è un'abilità fondamentale per gli operatori sanitari. Un intervento rapido, appropriato ed efficace può fare la differenza tra la vita e la morte.

Scenari di emergenza comuni in sala operatoria

Nella sala operatoria pediatrica, gli operatori sanitari possono imbattersi in una serie di situazioni di emergenza. Questi scenari richiedono una preparazione meticolosa, il coordinamento del team e un intervento rapido per garantire la sicurezza e il benessere del bambino. Ecco alcuni degli scenari di emergenza più comuni:

1. Difficoltà di ventilazione / Intubazione :
Possibili cause: anomalia anatomica, ostruzione delle vie aeree, edema laringeo, broncospasmo.
Interventi: riposizionamento, utilizzo di dispositivi di intubazione alternativi, farmaci broncodilatatori, intervento chirurgico di emergenza se necessario.
2. Reazione anafilattica :
Fattori scatenanti comuni: farmaci, prodotti del sangue, lattice.
Interventi: Interrompere l'agente causale, somministrare adrenalina, antistaminici e steroidi, garantire le vie aeree e una ventilazione adeguata.
3. Arresto cardiaco intraoperatorio:
Possibili cause: ipossia, embolia gassosa, iperkaliemia, sovradosaggio di anestetici.

Interventi: rianimazione cardiopolmonare, farmaci di emergenza, individuazione e trattamento della causa sottostante.

4. Perdita massiccia di sangue:

Possibili cause: emorragia chirurgica, disturbi della coagulazione.

Interventi: trasfusione di sangue, chirurgia emostatica, farmaci per favorire la coagulazione.

5. Embolia gassosa :

Interventi: Posizionamento in decubito laterale sinistro, aspirazione attraverso un catetere centrale, iperbaria con ossigeno al 100%.

6. Ipertermia maligna :

Fattori scatenanti comuni: agenti anestetici volatili, rilassanti muscolari depolarizzanti.

Interventi: Interruzione degli agenti scatenanti, raffreddamento attivo del paziente, dantrolene per via endovenosa.

7. Bradicardia o tachicardia :

Possibili cause: ipossia, ipercapnia, stimolazione chirurgica, disturbi elettrolitici.

Interventi: Atropina per la bradicardia, affrontare la causa di fondo della tachicardia.

8. Pneumotorace da tensione:

Segni: ipotensione, diminuzione del respiro da un lato, deviazione tracheale.

Procedure: inserimento di un ago o di un catetere nello spazio pleurico, seguito dal posizionamento di un tubo toracico.

9. Danno nervoso perioperatorio :

Possibili cause: posizionamento errato, compressione o stiramento dei nervi.

Interventi: riposizionamento, valutazione neurologica post-operatoria, follow-up e riabilitazione se necessario.

10. Aspirazione polmonare :

Possibili cause: reflusso gastrico durante l'intubazione, assenza di digiuno preoperatorio.

Interventi: Ventilazione con ossigeno al 100%, broncoscopia se necessario, antibiotici profilattici.

Ogni scenario di emergenza in sala operatoria pediatrica richiede un approccio sistematico, un team ben addestrato e attrezzature di emergenza a portata di mano. La preparazione, la formazione regolare e le simulazioni di emergenza possono aiutare molto a migliorare la gestione di queste situazioni critiche.

Capitolo 11

TRATTAMENTO CONDIZIONI CRONICHE

Le sfide della chirurgia per i bambini con malattie croniche

I bambini con malattie croniche presentano sfide uniche quando si sottopongono a un intervento chirurgico. Queste sfide sono il risultato dell'interazione tra la fisiopatologia di base della loro malattia, i farmaci che assumono e le risposte fisiologiche all'anestesia e alla chirurgia. Vediamo più da vicino le sfide associate alla gestione chirurgica di questi pazienti.

1. Valutazione preoperatoria accurata:
   La valutazione del bambino deve prendere in considerazione la natura e la gravità della malattia cronica, i trattamenti attuali e il potenziale impatto sull'intervento chirurgico.
2. Interazione con i farmaci :
   I farmaci prescritti per le malattie croniche possono interagire con gli anestetici o altri farmaci somministrati durante l'intervento chirurgico, richiedendo aggiustamenti della dose o un maggiore monitoraggio.
3. Aumento del rischio di complicazioni:
   I bambini con malattie croniche possono essere maggiormente a rischio di complicazioni post-operatorie come infezioni, emorragie o problemi respiratori.
4. Gestione del dolore :
   Il dolore può essere esacerbato nei bambini con una storia di dolore cronico o che assumono oppioidi a lungo termine. Spesso è necessario un approccio multimodale alla gestione del dolore.
5. Requisiti nutrizionali :
   I bambini con malattie croniche possono avere particolari esigenze nutrizionali o essere a rischio di malnutrizione, il che può influenzare la guarigione e il recupero.

6. Risposte fisiologiche alterate :
   Le malattie croniche possono influenzare il modo in cui il corpo reagisce all'anestesia o all'intervento chirurgico, in particolare per quanto riguarda la funzione cardiaca, respiratoria o renale.

7. Esigenze psicosociali:
   I bambini con malattie croniche e le loro famiglie possono avere maggiori esigenze psicosociali a causa dello stress e dell'ansia associati all'intervento chirurgico e alla malattia di base.

8. Degenza ospedaliera prolungata:
   A causa del loro complesso stato di salute, questi bambini possono richiedere una permanenza più lunga in ospedale per un monitoraggio e un'assistenza supplementari.

9. Esigenze di riabilitazione:
   I bambini con patologie muscolo-scheletriche o neurologiche possono richiedere una riabilitazione intensiva dopo l'intervento chirurgico per ripristinare il livello di funzionalità precedente.

10. Coordinamento delle cure:
   Uno stretto coordinamento tra chirurghi, anestesisti, pediatri e altri specialisti è essenziale per garantire un'assistenza ottimale.

L'intervento chirurgico sui bambini con malattie croniche richiede un approccio olistico e multidisciplinare. Ogni bambino è unico e il suo piano di cura deve essere adattato alle sue esigenze specifiche. Una comunicazione aperta tra il team medico, il bambino e la sua famiglia è essenziale per garantire un'assistenza sicura ed efficace.

Collaborazione
con altre specialità mediche

La cura dei bambini che necessitano di un intervento chirurgico è spesso un'impresa collaborativa. Il successo degli interventi chirurgici e la garanzia di un recupero sano dipendono in gran parte dall'integrazione armoniosa di diverse specialità mediche. Questa collaborazione multidisciplinare è essenziale per fornire un'assistenza incentrata sul bambino.

1. Anestesiologia :

    La valutazione pre-operatoria, la scelta dell'anestetico e il monitoraggio durante l'intervento sono di competenza dell'anestesista pediatrico. La loro competenza è fondamentale per garantire che il bambino sia a suo agio e sicuro durante e dopo l'intervento.

2. Radiologia :

    I radiologi pediatrici forniscono immagini essenziali prima, durante e dopo un intervento chirurgico. Aiutano a guidare alcuni tipi di chirurgia e a valutare l'efficacia degli interventi.

3. Cardiologia :

    Per i bambini con problemi cardiaci concomitanti o per interventi cardiaci specifici, la collaborazione con i cardiologi è essenziale per valutare e gestire il rischio.

4. Neonatologia :

    Nei casi di chirurgia neonatale, la stretta collaborazione con i neonatologi assicura una transizione fluida dall'assistenza pre-operatoria a quella post-operatoria, in particolare nelle unità di terapia intensiva neonatale.

5. Gastroenterologia :

    I bambini con problemi gastrointestinali possono richiedere una valutazione prima e dopo l'intervento chirurgico, per garantire che le loro esigenze nutrizionali e digestive siano soddisfatte.

6. Nefrologia :

La salute dei reni è essenziale, soprattutto quando si utilizzano farmaci potenzialmente nefrotossici o quando l'intervento chirurgico coinvolge il sistema urogenitale.

7. Endocrinologia :

La gestione dei bambini con disturbi ormonali, come il diabete, richiede una stretta collaborazione per garantire che le loro esigenze endocrine siano soddisfatte durante il periodo perioperatorio.

8. Neurologia :

Per gli interventi chirurgici sul sistema nervoso o per i bambini con disturbi neurologici, una consulenza neurologica è fondamentale.

9. Logopedia e fisioterapia:

Dopo alcune operazioni, come la chirurgia otorinolaringoiatrica o muscolo-scheletrica, l'intervento di questi specialisti è essenziale per garantire un recupero funzionale ottimale.

10. Lavoro sociale e psicologia :

L'intervento chirurgico può essere stressante per i bambini e le loro famiglie. Questi professionisti svolgono un ruolo chiave nel fornire un supporto emotivo e nell'aiutare i bambini ad adattarsi alla situazione.

La collaborazione con altre specialità mediche non si limita all'intervento chirurgico in sé. Comprende l'intero periodo pre-operatorio e post-operatorio. Questo approccio integrato assicura che i bambini ricevano un'assistenza completa e coerente, focalizzata sulle loro esigenze, ottimizzando i risultati chirurgici e la soddisfazione del paziente.

Preparazione e follow-up a lungo termine

La chirurgia pediatrica non si limita all'operazione in sé. Un'attenta preparazione prima dell'intervento e un rigoroso follow-up dopo sono essenziali per garantire risultati ottimali e una migliore qualità di vita per il paziente.

1. La fase di preparazione:

    Valutazione medica: prima di qualsiasi operazione, viene effettuata una valutazione completa del bambino per identificare eventuali condizioni preesistenti che potrebbero influenzare l'intervento o il recupero.

    Educazione dei genitori e dei bambini: è fondamentale informare i genitori e i bambini, a seconda dell'età, sull'imminente intervento, sui rischi e i benefici e su cosa aspettarsi prima, durante e dopo l'operazione.

    Pianificazione logistica: comprende la programmazione dell'intervento, i requisiti per attrezzature o materiali speciali e qualsiasi necessità post-operatoria, come l'unità di terapia intensiva o il supporto a domicilio.

    Supporto psicologico: affrontare l'ansia, le paure e le preoccupazioni associate all'intervento chirurgico e suggerire strategie per gestirle.

2. La fase di monitoraggio a lungo termine:

    Valutazioni regolari: visite di follow-up programmate consentono di monitorare il recupero, di identificare e trattare le complicazioni precoci e di valutare l'efficacia dell'intervento.

    Riabilitazione e terapie: a seconda del tipo di intervento, alcuni bambini possono richiedere fisioterapia, logopedia, terapia occupazionale o altri interventi per ottimizzare il loro funzionamento.

Follow-up psicosociale: il monitoraggio dell'adattamento emotivo e sociale del bambino dopo l'intervento chirurgico è essenziale, in particolare per le operazioni più importanti o che hanno un impatto visibile.

Monitoraggio delle complicazioni tardive: alcuni effetti collaterali o complicazioni possono non essere evidenti subito dopo l'intervento, ma possono manifestarsi mesi o anni dopo.

Educazione continua: man mano che i bambini crescono, cambiano le loro esigenze e la loro comprensione dell'intervento e delle sue implicazioni. È essenziale continuare a fornire informazioni e supporto adeguati all'età.

Transizione alle cure per adulti: Quando il bambino raggiunge l'età adulta, potrebbe essere necessario pianificare una transizione verso un chirurgo o un'équipe medica specializzata nell'assistenza agli adulti, assicurando al contempo che il follow-up sia continuo e coerente.

La preparazione e il follow-up a lungo termine sono passi fondamentali nella gestione chirurgica dei bambini. Queste fasi garantiscono non solo il successo immediato dell'operazione, ma anche il benessere a lungo termine del bambino, assicurando che raggiunga il suo massimo potenziale in termini di salute e qualità di vita.

Capitolo 12

SICUREZZA
E
PREVENZIONE
INFEZIONI

Protocolli di asepsi specifici chirurgia pediatrica

L'asepsi è un principio fondamentale in chirurgia per prevenire le infezioni. Sebbene molti protocolli di asepsi siano universali, la chirurgia pediatrica presenta delle particolarità dovute alla fragilità e alle specifiche caratteristiche anatomiche e fisiologiche dei bambini.

1. Valutazione preoperatoria :

   Anamnesi del bambino: Occorre prestare particolare attenzione a qualsiasi storia di allergie, soprattutto ai disinfettanti o agli antibiotici, nonché a qualsiasi storia di infezioni recenti.

   Vaccinazioni: è essenziale assicurarsi che le vaccinazioni di suo figlio siano aggiornate, poiché alcune malattie possono aumentare il rischio di infezioni post-operatorie.

2. Preparazione della pelle :

   Selezione del disinfettante: I disinfettanti comunemente utilizzati per gli adulti possono essere troppo forti per la pelle delicata dei bambini. Sono preferibili formule più delicate, ma comunque efficaci.

   Tecnica di applicazione: la pelle dei bambini è più sottile e più permeabile. È quindi fondamentale applicare il disinfettante con delicatezza, evitando qualsiasi irritazione.

3. Profilassi antibiotica :

   Dosaggio: le dosi di antibiotici per la profilassi devono essere regolate in base al peso e all'età del bambino.

   Selezione degli antibiotici: alcuni antibiotici possono essere controindicati nei bambini o richiedere adattamenti specifici.

4. Ambiente operativo :

   Temperatura: i bambini perdono calore corporeo più facilmente, quindi è fondamentale mantenere una temperatura adeguata in sala operatoria per evitare l'ipotermia, che può aumentare il rischio di infezioni.

   Dimensioni dell'attrezzatura: gli strumenti e l'attrezzatura sterile devono essere adattati alle dimensioni e all'anatomia del bambino, per evitare la contaminazione.

5. Assistenza post-operatoria:

   Medicazioni: Le medicazioni devono essere adattate alle dimensioni della ferita e alla pelle delicata dei bambini. Devono essere monitorate per individuare eventuali segni di infezione o reazione allergica.

   Monitoraggio: occorre prestare maggiore attenzione ai segni di infezione, poiché i bambini possono presentare sintomi di infezione diversi dagli adulti.

6. Educazione e comunicazione :

   Genitori: È fondamentale educare i genitori all'assistenza domiciliare, tra cui mantenere pulita la ferita, monitorare i segni di infezione e somministrare correttamente i farmaci.

   I bambini: A seconda dell'età, anche i bambini devono essere informati dell'importanza di non toccare o grattare la ferita.

I protocolli di asepsi nella chirurgia pediatrica richiedono un'attenzione particolare e un adattamento per soddisfare le esigenze uniche dei bambini. La collaborazione tra chirurghi, infermieri, genitori e bambini stessi è essenziale per garantire un ambiente sterile e prevenire le complicazioni infettive.

Prevenire gli errori medici

La prevenzione degli errori medici è una preoccupazione fondamentale per gli operatori sanitari. Nella chirurgia pediatrica, le conseguenze di un errore possono essere particolarmente gravi, data la vulnerabilità dei pazienti. Ecco come le strutture sanitarie e i team medici possono agire per ridurre al minimo questi rischi.

1. Comunicazione efficace:

    Scambi interprofessionali: incoraggiare la comunicazione aperta tra tutti i membri del team di cura. Questo assicura che tutti siano ben informati sulle specificità di ogni paziente e di ogni intervento.

    Dialogo con i genitori: Sono i primi difensori del loro bambino e possono fornire informazioni cruciali sullo stato di salute, le allergie, la storia medica e altri dettagli rilevanti.

2. Controlli due volte :

    Identificazione del paziente: confermare sempre l'identità del paziente, la procedura pianificata e il sito chirurgico.

    Farmaci e dosaggi: ricontrollare i farmaci e i dosaggi è essenziale, in quanto i bambini spesso richiedono dosaggi specifici in base al loro peso o all'età.

3. Formazione continua :

    Aggiornamento delle competenze: gli operatori sanitari devono aggiornare regolarmente le loro conoscenze e competenze, in particolare per quanto riguarda le nuove tecnologie e tecniche chirurgiche.

    Simulazioni: La formazione basata sulla simulazione consente ai professionisti di prepararsi a situazioni di emergenza o insolite senza rischi per i pazienti.

4. Tecnologia e strumenti :

Cartelle cliniche elettroniche: l'uso di cartelle cliniche elettroniche può ridurre il rischio di errori di trascrizione o di comunicazione.

Sistemi di allerta: gli strumenti tecnologici possono avvisare i professionisti dei rischi di sovradosaggio, delle interazioni farmacologiche o di altri potenziali errori.

5. Cultura della sicurezza :

Nessun senso di colpa: creare una cultura in cui gli errori possano essere segnalati e discussi senza temere punizioni. Questo aiuta a identificare e risolvere le cause profonde degli errori.

Feedback: gli incidenti, che portino o meno a un errore, devono essere analizzati per imparare da essi ed evitare che si ripetano.

6. Protocolli e procedure standard:

Percorsi clinici: stabilire percorsi clinici chiari per le condizioni e gli interventi comuni, garantendo la coerenza dell'assistenza.

Liste di controllo: l'uso di liste di controllo, come la lista di controllo di sicurezza chirurgica dell'OMS, può ridurre notevolmente gli errori in sala operatoria.

7. Inclusione dei genitori :

Partecipazione attiva: incoraggiare i genitori a essere attivi durante il processo di cura, ponendo domande ed esprimendo le loro preoccupazioni.

La prevenzione degli errori medici nella chirurgia pediatrica si basa su una combinazione di comunicazione, formazione, tecnologia e una cultura incentrata sul paziente. Mettendo la sicurezza del paziente al primo posto, le équipe mediche possono lavorare per garantire un'assistenza di altissima qualità ai loro piccoli pazienti.

Sensibilizzazione sulla resistenza agli antibiotici

La resistenza agli antibiotici, ovvero la capacità dei batteri di resistere agli effetti degli antibiotici, è un importante problema di salute pubblica globale. Nella chirurgia pediatrica, questa resistenza può complicare il trattamento delle infezioni post-operatorie e aumentare i tassi di morbilità e mortalità. È quindi essenziale sensibilizzare gli operatori sanitari, i genitori e i pazienti su questo problema.

1. Comprendere la resistenza agli antibiotici :

   Definizione e origini: spiegare cos'è la resistenza agli antibiotici, come si sviluppa e perché è motivo di preoccupazione.

   Conseguenze per la chirurgia pediatrica: evidenziare i rischi associati alla resistenza agli antibiotici, come degenze ospedaliere più lunghe, costi medici più elevati e aumento del rischio di complicazioni.

2. Uso giudizioso degli antibiotici:

   Prescrizione appropriata: prescrivere gli antibiotici solo quando è clinicamente giustificato, utilizzando lo spettro più ristretto possibile.

   Durata del trattamento : Limitare la durata del trattamento antibiotico al minimo necessario per trattare efficacemente l'infezione.

   Educazione del paziente e dei genitori: Spiegare perché viene prescritto un antibiotico, come deve essere assunto e l'importanza di completare il trattamento anche se i sintomi migliorano.

3. Monitoraggio e follow-up :

   Colture e sensibilità: prima di prescrivere un antibiotico, può essere consigliabile ottenere colture per identificare l'agente patogeno e determinare la sua sensibilità a diversi antibiotici.

Revisione degli antibiotici: rivalutare regolarmente la necessità di una terapia antibiotica, in particolare nei casi di terapia antibiotica empirica, e regolare in base ai risultati delle colture e ai segni clinici.

4. Prevenzione delle infezioni :

Igiene delle mani: promuovere una rigorosa igiene delle mani tra il personale sanitario, i pazienti e i visitatori.

Vaccinazioni: si assicuri che le vaccinazioni dei suoi figli siano aggiornate, perché alcune possono prevenire le infezioni batteriche.

5. Sensibilizzazione ed educazione:

Formazione regolare: organizzare una formazione per il personale sanitario sulla resistenza agli antibiotici e sull'uso giudizioso degli antibiotici.

Materiale educativo: fornire ai genitori opuscoli, video o altro materiale educativo sulla resistenza agli antibiotici.

6. Collaborazione multidisciplinare:

Team antimicrobico: collaborare con farmacisti, microbiologi e altri specialisti per prendere decisioni informate sull'uso degli antibiotici.

Feedback: condividere regolarmente le informazioni sulle tendenze della resistenza agli antibiotici e sui risultati degli interventi per ridurre l'uso inappropriato di antibiotici.

Con la resistenza agli antibiotici in aumento, la consapevolezza e l'educazione sono fondamentali. Nella chirurgia pediatrica, un approccio multidisciplinare e una comunicazione aperta con i genitori e i pazienti possono contribuire a garantire un uso giudizioso degli antibiotici, riducendo il rischio di resistenza agli antibiotici e assicurando la sicurezza dei piccoli pazienti.

Capitolo 13

INNOVAZIONI TECNOLOGICHE NELLA CHIRURGIA PEDIATRICA

Chirurgia robotica assistita

La robotica medica ha rivoluzionato la chirurgia negli ultimi anni. In pediatria, l'uso di tecniche robotiche presenta vantaggi unici, ma anche sfide specifiche. Diamo uno sguardo alla chirurgia robotica assistita e al suo ruolo nella chirurgia pediatrica.

1. Introduzione alla robotica chirurgica :
   - **Definizione e panoramica:** Una breve introduzione su cosa sia la chirurgia robot-assistita, le sue origini e il suo funzionamento in generale.
   - **Sviluppi storici:** come si è evoluta la robotica nel mondo medico e le sue prime applicazioni nella chirurgia pediatrica.
2. Vantaggi della chirurgia robot-assistita in pediatria:
   - **Maggiore precisione:** i robot possono eseguire movimenti estremamente precisi, riducendo il rischio di danni ai tessuti.
   - **Visione migliorata:** con le telecamere ad alta risoluzione e la possibilità di ingrandire, il chirurgo ha una migliore visibilità delle strutture anatomiche.
   - **Incisioni più piccole: Le** incisioni più piccole significano meno dolore, recupero più rapido e cicatrici esteticamente migliori.
   - **Riduzione dell'affaticamento del chirurgo:** il comfort ergonomico offerto dalle console robotiche può ridurre l'affaticamento fisico.
3. Applicazioni specifiche in pediatria:
   - **Urologia:** Pieloplastica, nefrectomie e altri interventi ai reni.
   - **Chirurgia toracica:** lobectomie e altri interventi ai polmoni.
   - **Chirurgia gastrointestinale:** interventi su intestino, fegato e stomaco.

4. Formazione e competenze richieste:

Formazione specializzata: i chirurghi devono seguire una formazione specifica per padroneggiare le tecniche robotiche.

Simulazioni e formazione: Uso di simulatori per acquisire esperienza senza rischi per i pazienti.

5. Sfide e preoccupazioni:

Costo: le apparecchiature per la chirurgia robotica possono essere costose, sia in termini di acquisto che di manutenzione.

Curva di apprendimento: ci vuole tempo perché i chirurghi diventino abili con queste tecnologie.

Dimensioni dello strumento: L'adattamento della tecnologia robotica ai corpi piccoli dei pazienti pediatrici può presentare delle sfide.

6. Il futuro della chirurgia robot-assistita in pediatria:

Innovazioni tecnologiche: miglioramenti continui dei sistemi robotici per una maggiore adattabilità in pediatria.

Accesso più ampio: con il calo dei costi e l'aumento della consapevolezza, sempre più ospedali potrebbero adottare questa tecnologia.

Applicazioni emergenti: Esplorare le aree della pediatria che potrebbero beneficiare dell'assistenza robotica in futuro.

La chirurgia robotica assistita in pediatria apre le porte a procedure più precise e meno invasive. Tuttavia, l'adozione diffusa richiede una formazione specialistica, una consapevolezza dei vantaggi e delle sfide e un investimento continuo nella tecnologia. Con il continuo progresso della robotica medica, potrebbe trasformare il modo in cui i chirurghi pediatrici affrontano la gestione dei loro piccoli pazienti.

Tecniche di imaging avanzate

L'imaging medico è sempre stato uno strumento fondamentale per la diagnosi e il monitoraggio delle condizioni nei bambini. Negli ultimi decenni, gli enormi progressi tecnologici hanno permesso di perfezionare ulteriormente queste tecniche, rendendo la diagnosi più accurata e minimizzando i rischi. Nel contesto pediatrico, questi progressi sono fondamentali, in quanto i bambini presentano sfide di imaging specifiche.

1. Introduzione :
   - **Definizione:** cosa sono le "tecniche di imaging avanzate" e perché sono fondamentali in pediatria?
   - **Importanza:** Il ruolo della diagnostica per immagini nella gestione diagnostica e terapeutica dei bambini.
2. Sviluppi nelle tecniche di imaging:
   - **Dai raggi X alle scansioni:** una breve storia dei progressi nell'imaging pediatrico.
   - **Innovazioni tecnologiche recenti:** Come i progressi tecnologici hanno trasformato l'imaging medico.
3. Tecniche di imaging specifiche:
   - RM (Risonanza Magnetica) :
     - **Vantaggi:** visualizzazione dettagliata dei tessuti molli senza esposizione alle radiazioni.
     - **Applicazioni pediatriche comuni:** Diagnosticare le lesioni cerebrali, valutare i difetti cardiaci congeniti, ecc.
   - TAC (tomografia computerizzata) :
     - **Vantaggi:** immagini in sezione sottile del corpo con un elevato livello di dettaglio.
     - **Riduzione delle radiazioni : Gli** scanner di nuova generazione riducono l'esposizione dei bambini alle radiazioni.
   - Ultrasuoni :
     - **Vantaggi:** nessuna radiazione, visualizzazione in tempo reale.

Applicazioni specifiche: valutazione dell'addome, del cuore, dei vasi sanguigni e dello sviluppo fetale.

Imaging funzionale e metabolico: tecniche come la tomografia ad emissione di positroni (PET) e la spettroscopia di risonanza magnetica (MRS).

Imaging interventistico: l'uso di immagini per guidare procedure mediche, come biopsie o cateterismi.

4. Sfide specifiche in pediatria:

Sedazione e immobilizzazione: gestire il disagio e l'ansia dei bambini durante le procedure di imaging.

Dosaggio delle radiazioni: ridurre al minimo l'esposizione dei bambini alle radiazioni, pur ottenendo immagini di alta qualità.

Interpretare le immagini: la crescita delle strutture nei bambini può rendere difficile l'interpretazione dei risultati.

5. Il futuro dell'imaging pediatrico:

Tecnologie emergenti: Nuove modalità di imaging e miglioramenti delle tecniche esistenti.

Intelligenza artificiale e imaging: utilizzare l'AI per migliorare l'accuratezza diagnostica e ottimizzare i protocolli di imaging.

Formazione e istruzione: garantire che gli operatori sanitari si aggiornino sulle ultime tecniche di imaging.

L'imaging medico pediatrico è un campo in costante evoluzione, con tecniche sempre più avanzate che offrono immagini più chiare, preservando la sicurezza dei piccoli pazienti. Questi progressi consentono agli operatori sanitari di diagnosticare e trattare le malattie con una precisione senza precedenti, migliorando i risultati per i bambini di tutto il mondo.

Il ruolo della telemedicina
e applicazioni mediche

La telemedicina e le applicazioni mediche sono cresciute esponenzialmente di importanza, soprattutto in risposta alla necessità di un accesso più flessibile alle cure mediche. Nel contesto della chirurgia pediatrica, questi strumenti tecnologici svolgono un ruolo cruciale, facilitando la gestione, il monitoraggio e l'educazione dei pazienti e delle loro famiglie.

1. Introduzione :

   Definizione: che cos'è la telemedicina e come si inseriscono le applicazioni mediche nel panorama sanitario odierno?

   Perché è importante? La necessità di adattabilità, accessibilità ed efficienza nell'assistenza pediatrica.

2. Telemedicina in chirurgia pediatrica:

   Consultazioni virtuali: i vantaggi della videoconferenza per valutare i pazienti, discutere le opzioni chirurgiche e garantire il follow-up post-operatorio.

   Monitoraggio remoto: uso di dispositivi collegati per monitorare i segni vitali o altri parametri clinici nei pazienti sottoposti a intervento chirurgico.

   Collaborazione tra professionisti: come la telemedicina facilita la discussione di casi complessi con specialisti di tutto il mondo.

3. Applicazioni mediche :

   Applicazioni educative: strumenti progettati per informare i pazienti e le loro famiglie sulle procedure chirurgiche, sull'assistenza post-operatoria e su altri aspetti rilevanti.

   Applicazioni di follow-up: per aiutare le famiglie a monitorare il recupero del bambino dopo l'intervento, a registrare i dati o a segnalare le complicazioni.

- **Giochi e realtà aumentata:** utilizzare la tecnologia per preparare e rassicurare i bambini prima di un'operazione o per facilitare la loro riabilitazione.

4. Sfide e preoccupazioni:

- **Riservatezza e sicurezza:** la necessità di proteggere le informazioni mediche in un ambiente online.
- **Accesso disuguale:** tutti i pazienti hanno accesso alla telemedicina e alle applicazioni mediche?
- **Formazione e adozione:** come possiamo garantire che il personale medico e le famiglie siano ben informati e a proprio agio con queste tecnologie?

5. Il futuro della telemedicina e delle applicazioni mediche:

- **Integrare l'intelligenza artificiale:** come l'AI potrebbe rivoluzionare la telemedicina e le applicazioni mediche.
- **Miglioramenti tecnologici:** innovazioni future nei dispositivi di monitoraggio, nella realtà virtuale e nella comunicazione paziente-medico.
- **Politiche e regolamenti:** I cambiamenti necessari per sostenere l'uso diffuso della telemedicina e delle applicazioni mediche in chirurgia pediatrica.

La telemedicina e le applicazioni mediche offrono un enorme potenziale per trasformare la chirurgia pediatrica, rendendo l'assistenza più accessibile, personalizzata ed efficiente. Mentre la tecnologia continua ad evolversi, è essenziale porre le esigenze dei pazienti al centro di queste innovazioni, garantendo i migliori risultati possibili per i bambini e le loro famiglie.

Capitolo 14

TRATTAMENTO DOLORE NEI BAMBINI CON ESIGENZE SPECIFICHE

Bambini con disturbi neurologico o cognitivo

Gli interventi chirurgici sui bambini con disturbi neurologici o cognitivi presentano una serie di sfide uniche per i team di cura. Questi bambini hanno esigenze specifiche che richiedono un'attenzione particolare e un approccio personalizzato.

1. Introduzione :
    - **Premessa:** i vari disturbi neurologici e cognitivi che possono colpire i bambini.
    - **Importanza:** perché queste condizioni richiedono un'attenzione particolare nell'ambiente chirurgico.
2. Comprendere i disturbi neurologici e cognitivi:
    - **Disturbi neurologici comuni:** Epilessia, paralisi cerebrale, disturbi dello spettro della neurodiversità come l'autismo, tumori cerebrali.
    - **Disturbi cognitivi:** ritardo mentale, disturbi dell'apprendimento, lesioni alla testa.
3. Sfide preoperatorie :
    - **Valutazione medica:** caratteristiche speciali dell'anamnesi e dell'esame clinico.
    - **Comunicazione:** adattare il suo discorso al bambino, coinvolgendo gli assistenti naturali.
    - **Preparazione:** uso di strumenti visivi o tattili, simulazioni.
4. Particolarità durante l'intervento chirurgico:
    - **Anestesia:** possibili reazioni ai farmaci, maggiore monitoraggio.
    - **Gestione dello stress:** i bambini possono non capire cosa sta accadendo loro o avere reazioni imprevedibili.
    - **Collaborazione:** l'importanza del lavoro di squadra tra chirurghi, anestesisti, infermieri e assistenti.

5. Sfide post-operatorie:

    Monitoraggio: reazioni post-anestetiche, gestione del dolore.

    Comunicazione: informare il bambino e chi lo assiste sull'assistenza post-operatoria, anticipando le esigenze.

    Riabilitazione: interventi di fisioterapisti, logopedisti o terapisti occupazionali.

6. Approccio olistico:

    Ambiente: Adattare l'ambiente ospedaliero per ridurre al minimo lo stress e gli stimoli di disturbo.

    Coinvolgere i genitori: I genitori sono spesso nella posizione migliore per capire e interagire con il proprio figlio.

    Formazione continua: è importante che il personale medico sia formato sui disturbi neurologici e cognitivi.

7. Testimonianze e casi di studio:

    Feedback: genitori e operatori sanitari condividono le loro esperienze e i loro consigli.

    Analisi: come alcuni interventi sono stati adattati per soddisfare le esigenze specifiche dei bambini.

La gestione chirurgica dei bambini con disturbi neurologici o cognitivi richiede un approccio incentrato sul paziente, in cui ogni intervento è personalizzato per l'individuo. Con una profonda comprensione delle esigenze di questi bambini e una stretta collaborazione con le loro famiglie, è possibile offrire un'assistenza chirurgica di alta qualità, garantendo il loro benessere.

Tecniche appropriate
per i bambini non comunicanti

Quando un bambino non comunicante deve sottoporsi a un intervento chirurgico, si presenta una serie di sfide. Si tratta di un viaggio particolarmente delicato che richiede empatia, pazienza e abilità. In questo capitolo, esploriamo le tecniche adatte alla gestione di successo di questi piccoli pazienti.

1. Introduzione :
   - **Definizione:** chi sono i bambini non comunicativi? Comprendere il loro mondo e le loro esigenze.
   - **Importanza:** Perché un approccio personalizzato è fondamentale per questi bambini?
2. Tecniche di comunicazione non verbale:
   - **Lettura del corpo:** identificare i segnali di disagio, dolore o benessere attraverso la postura, i movimenti e le espressioni facciali.
   - **Strumenti visivi:** uso di pittogrammi, schede di comunicazione o applicazioni adattate.
   - **Tatto: un** metodo rassicurante e informativo, se usato correttamente.
3. L'importanza dell'ambiente:
   - **Stimoli controllati:** Riduca i rumori forti, le luci brillanti e tutto ciò che può causare disagio.
   - **Zone sicure:** creare aree in cui il bambino possa sentirsi al sicuro prima o dopo l'intervento.
   - **Oggetti familiari:** lasci che il bambino abbia un oggetto o un giocattolo familiare come conforto.
4. Preparazione all'operazione :
   - **Visite preoperatorie:** lasci che il bambino esplori l'ambiente chirurgico per ridurre l'ansia.
   - **Simulazione:** utilizzare bambole o giocattoli per mostrare ciò che accadrà.

Coinvolgere i genitori: la loro presenza e partecipazione può essere rassicurante.

5. Durante l'operazione :

Segnali non verbali: stabilire con il bambino dei segnali per le necessità, come "basta" o "va bene".

Monitoraggio adattato: utilizzo di un'apparecchiatura in grado di rilevare i segni di disagio in un bambino non comunicativo.

Ruolo dell'accompagnatore: a volte può essere presente una persona familiare per rassicurare il bambino.

6. Recupero post-operatorio:

Gestione del dolore: prestare particolare attenzione ai segni non verbali del dolore e adattare il trattamento di conseguenza.

Attività calmanti: Musica soft, storie audio, massaggi.

Follow-up a domicilio: fornire ai genitori strumenti e tecniche per gestire il recupero a casa.

7. Formazione e sensibilizzazione dell'équipe medica:

Formazione specifica: workshop sulla comunicazione non verbale e sulle esigenze specifiche dei bambini non comunicativi.

Condividere le esperienze: incoraggiare il personale medico a condividere i propri successi e le proprie sfide per migliorare continuamente l'assistenza.

Ogni bambino non comunicativo è unico e la sua cura richiede una sensibilità e un'adattabilità particolari. Approfondendo la comprensione delle loro esigenze e lavorando a stretto contatto con le loro famiglie, possiamo offrire un'assistenza chirurgica di altissima qualità, garantendo il loro benessere in ogni fase.

Cure palliative in chirurgia pediatrica

Affrontare la necessità di cure palliative in chirurgia pediatrica è un compito delicato e carico di emozioni. Questo capitolo guida gli operatori sanitari attraverso le complessità delle cure palliative, concentrandosi sulla compassione, il conforto e il supporto ottimale per il bambino e la famiglia.

1. Introduzione :
   - **Definizione di cure palliative:** Principi fondamentali, differenziazione dalle cure curative.
   - **Sfondo nella chirurgia pediatrica:** quando le cure palliative diventano una considerazione nella chirurgia pediatrica.
2. Valutazione e processo decisionale:
   - **Valutazione globale:** valutare lo stato fisico, emotivo e sociale del bambino.
   - **Dialoghi sugli obiettivi di cura:** conversazioni essenziali con le famiglie e i bambini, in base alla loro capacità di comprensione, per decidere il percorso da seguire.
   - **Etica e dilemmi:** navigare in decisioni difficili rispettando la dignità e i desideri del bambino e della famiglia.
3. Gestione del dolore e del comfort:
   - **Strategie per il dolore:** uso di farmaci, terapie alternative e complementari.
   - **Sintomi non dolorosi:** gestione di nausea, dispnea, ansia o altri sintomi di disturbo.
   - **Ambiente rilassante:** Creare un'atmosfera di calma e pace per il bambino.
4. Supporto emotivo, psicologico e spirituale:
   - **Per il bambino :** Riconoscere le loro paure, speranze e preoccupazioni; permettere loro di esprimere i loro sentimenti.

- **Per la famiglia:** offrire conforto, ascoltare e convalidare le emozioni, aiutare nel processo di lutto.
- **Sostegno spirituale:** rispettare le convinzioni della famiglia, offrire risorse spirituali se lo si desidera.

5. Comunicazione empatica e trasparente:
- **Discussione sulla prognosi:** comunicare onestamente, ma con compassione.
- **Processo decisionale condiviso:** coinvolgere attivamente le famiglie nelle decisioni sulla cura del loro bambino.
- **Sostegno ai fratelli:** riconoscere le loro esigenze e fornire loro un aiuto adeguato all'età.

6. Assistenza alla fine della vita e lutto:
- **Preparazione:** aiutare le famiglie a capire e a prepararsi agli ultimi giorni.
- **Morire:** garantire dignità, pace e rispetto nel processo del morire.
- **Dopo il decesso:** supporto al lutto, commemorazioni e cura di sé come caregiver.

7. Prendersi cura del team di assistenza:
- **Riconoscere il burnout:** sintomi, impatto e quando cercare aiuto.
- **Sostegno tra colleghi:** creare un ambiente di lavoro in cui le emozioni possano essere condivise e convalidate.
- **Risorse professionali:** terapia, gruppi di sostegno, metodi di decompressione.

Le cure palliative in chirurgia pediatrica sono un viaggio condiviso dal bambino, dalla famiglia e dall'équipe medica. Ogni passo deve essere affrontato con immensa compassione, un sostegno incrollabile e un impegno a mantenere la dignità e il comfort del bambino. In questi momenti più difficili, la nostra umanità e la nostra dedizione come assistenti sono i nostri doni più grandi.

Capitolo 15

IL PASSAGGIO DALL'ASSISTENZA PEDIATRICA A QUELLA PER ADULTI

Preparare il bambino
e la sua famiglia per la transizione

Il passaggio dall'ospedale a casa è una fase cruciale per il bambino operato e per la sua famiglia. Richiede una preparazione meticolosa per garantire la continuità delle cure, ridurre al minimo le complicazioni e sostenere il benessere emotivo di tutte le persone coinvolte.

1. Introduzione :
     Importanza della transizione: capire perché una preparazione adeguata è fondamentale per una transizione di successo.
     Obiettivi principali: porre le basi per un recupero continuo, evitare una riospedalizzazione non necessaria e sostenere l'adattamento emotivo.
2. Valutazione iniziale:
     Le condizioni mediche del bambino: Esaminare le condizioni post-operatorie, i farmaci prescritti e le esigenze di assistenza medica.
     Valutazione dell'ambiente domestico: garantire che la casa sia sicura e pratica per il bambino.
3. Istruzione e formazione :
     Competenze mediche: insegnare ai genitori le cure di base, la gestione dei farmaci e il riconoscimento dei segnali di allarme.
     Gestione delle apparecchiature: Se necessario, la formazione sull'uso delle apparecchiature mediche o di monitoraggio domiciliare.
     Programmare gli appuntamenti di follow-up: organizzare le consultazioni post-operatorie, le terapie e altri appuntamenti essenziali.
4. Supporto emotivo :
     Preparazione mentale: aiutare il bambino e la famiglia a gestire le preoccupazioni, le aspettative e le emozioni associate alla transizione.

Risorse di supporto psicologico: fornire informazioni su gruppi di supporto, consulenti o altri professionisti della salute mentale.

5. Coordinamento con i servizi di assistenza domiciliare:

Assistenza infermieristica a domicilio: se necessario, organizzare visite di infermieri per monitorare le condizioni del bambino.

Terapie domiciliari: coordinarsi con i terapisti per i servizi necessari, come la fisioterapia o la terapia occupazionale.

6. Gestione dei farmaci:

Elenco dei farmaci: Fornisca un elenco dettagliato dei farmaci, dei dosaggi e degli orari.

Segni di effetti collaterali: informare le persone su cosa fare attenzione e su quando contattare un operatore sanitario.

7. Piano di emergenza:

Riconoscere le complicazioni: educare i genitori sui sintomi che richiedono un'attenzione medica immediata.

Dati di contatto essenziali: fornisca i numeri di emergenza e i contatti per le diverse situazioni.

8. Adattarsi alla vita quotidiana :

Riprendere le routine: aiutare il bambino a ritrovare un senso di normalità, riprendendo gradualmente le routine quotidiane.

Integrazione scolastica: coordinarsi con le scuole per facilitare il ritorno del bambino in classe.

Il passaggio dall'ospedale a casa è una fase delicata che richiede una stretta collaborazione tra il team medico, il bambino e la sua famiglia. Un'attenta preparazione, un'educazione completa e un costante sostegno emotivo sono essenziali per garantire una transizione senza problemi e un recupero continuo.

Differenze chiave tra l'assistenza pediatrica e quella agli adulti

Il mondo della pediatria differisce profondamente da quello della medicina per adulti. Queste distinzioni non si limitano alla sola altezza e al peso, ma si estendono alle differenze anatomiche, fisiologiche, di sviluppo ed emotive. Comprendere queste differenze è essenziale per fornire la migliore assistenza possibile a ciascun gruppo di età.

1. Introduzione :

   Panoramica: Un'esplorazione delle diverse basi della medicina pediatrica e degli adulti.

   Obiettivo: evidenziare gli aspetti chiave da considerare nella gestione dei pazienti pediatrici.

2. Differenze anatomiche e fisiologiche:

   Altezza e peso: adeguamento dei dosaggi dei farmaci e delle attrezzature.

   Maturità degli organi: organi in via di sviluppo nei bambini contro organi maturi negli adulti.

   Metabolismo e omeostasi: risposte diverse ai farmaci e ai disturbi fisiologici.

3. Crescita e sviluppo :

   Fasi dello sviluppo: riconoscimento delle fasi chiave dello sviluppo fisico e cognitivo.

   Implicazioni per il trattamento: Gli interventi devono tenere conto dello stadio di sviluppo del bambino.

4. Aspetti psicologici ed emotivi:

   Comprendere la malattia: i bambini non percepiscono la malattia nello stesso modo degli adulti.

   Meccanismi di coping: i bambini utilizzano diverse strategie per affrontare il dolore e la malattia.

5. Comunicazione :

Con il bambino: Usare tecniche appropriate per spiegare, rassicurare e ottenere informazioni.

Con i genitori: Importanza del coinvolgimento dei genitori nel processo decisionale e del supporto emotivo.

6. Aspetti etici:

Consenso: I bambini più grandi possono dire la loro, ma i genitori o i tutori sono spesso i principali responsabili delle decisioni.

Riservatezza: preservare la privacy del bambino pur coinvolgendo i genitori.

7. Approccio globale :

Integrazione dell'assistenza: la pediatria richiede spesso un approccio multidisciplinare che coinvolge diversi specialisti.

Impatto sulla famiglia: la malattia o il trattamento di un bambino influisce sull'intera dinamica familiare.

8. Transizione all'assistenza agli adulti :

Sfide uniche: gli adolescenti e i giovani adulti con malattie croniche devono essere preparati al passaggio al sistema di assistenza per adulti.

Preparazione e formazione: incoraggiare l'autonomia garantendo la continuità dell'assistenza.

La pediatria è una specialità ricca e complessa che richiede sensibilità e una conoscenza approfondita delle specificità dell'infanzia. Sebbene i bambini non siano semplicemente dei 'piccoli adulti', riconoscere e comprendere le differenze tra l'assistenza pediatrica e quella agli adulti ci permette di offrire un'assistenza veramente personalizzata e incentrata sul paziente.

Gestire le aspettative e le paure

La chirurgia pediatrica è un viaggio emotivo non solo per il bambino, ma anche per la famiglia. Gestire le aspettative, le speranze, le paure e le ansie è essenziale per garantire un processo chirurgico di successo, sia dal punto di vista medico che emotivo.

1. Introduzione :
    La doppia sfida: comprendere la dualità delle emozioni dei genitori e dei figli.
    Obiettivo: garantire una comunicazione trasparente, evitare inutili delusioni e ridurre l'ansia.
2. Stabilire aspettative realistiche:
    Educazione: presentare informazioni accurate sull'intervento, sui suoi rischi e benefici.
    Trasparenza: essere onesti sui limiti e sulle potenziali incertezze.
3. Gestione della speranza :
    Positività misurata: incoraggiare l'ottimismo rimanendo ancorati alla realtà.
    Evitare promesse assolute: riconoscere che ogni intervento ha i suoi rischi e le sue incertezze.
4. Comprendere le paure del bambino:
    Età e sviluppo : La paura varia in base all'età e alla maturità del bambino.
    Tecniche di sondaggio: utilizzare strumenti appropriati per identificare le paure specifiche di ogni bambino.
5. Gestire l'ansia dei genitori :
    Empatia: riconoscere che l'ansia dei genitori è naturale e spesso intensa.
    Informazioni: l'ignoranza o l'incomprensione possono esacerbare l'ansia. Un'informazione chiara può ridurla.

6. Preparazione preoperatoria :

  Visite: Introdurre il bambino e la sua famiglia nella sala operatoria o nel reparto può ridurre le paure.

  Ruolo dei team paramedici: il personale come gli psicologi o gli infermieri specializzati possono svolgere un ruolo cruciale nel preparare i pazienti e rassicurarli.

7. Tecniche di distrazione :

  Giocattoli e media: utilizzare distrazioni appropriate per distogliere l'attenzione dall'ambiente medico.

  Coinvolgimento dei genitori: incoraggiare i genitori a essere presenti e a svolgere un ruolo attivo nel fornire distrazione e conforto.

8. Dopo l'operazione :

  Comunicazione post-operatoria: informare i genitori dei risultati dell'operazione il prima possibile per ridurre la loro ansia.

  Gestire le complicazioni: se le cose non vanno secondo i piani, è essenziale una comunicazione chiara ed empatica.

La chirurgia pediatrica riguarda tanto le emozioni quanto la medicina. Comprendendo e affrontando attivamente le speranze, le aspettative e le paure dei bambini e dei loro genitori, gli operatori sanitari possono garantire un'esperienza chirurgica che sostenga sia il benessere emotivo che i risultati medici.

Capitolo 16

FORMAZIONE E TUTORAGGIO IN CHIRURGIA PEDIATRICA

L'importanza del mentoring
per i nuovi infermieri

L'inizio di qualsiasi carriera, compresa quella infermieristica, è spesso caratterizzato da incertezza, dubbi e paura dell'ignoto. Per gli infermieri che iniziano a lavorare nel settore specialistico della chirurgia pediatrica, questi sentimenti possono essere amplificati. In questo contesto, il mentoring sembra essere uno strumento potente per guidare, sostenere e ispirare i nuovi arrivati in questo campo impegnativo.

1. Introduzione :
    La curva di apprendimento: le sfide affrontate dagli infermieri alle prime armi e la necessità di un coaching.
2. Che cos'è un mentore?
    Definizione e ruolo: un mentore è molto più di una semplice guida; è un insegnante, un consigliere e talvolta un amico.
    Qualità di un buon mentore: empatia, pazienza, competenza e disponibilità a condividere le conoscenze.
3. Vantaggi del mentoring per i principianti :
    Aumento della fiducia: il supporto costante aiuta a superare l'insicurezza iniziale.
    Competenze cliniche: il tutoraggio consente una transizione più agevole dalla teoria alla pratica.
    Consigli pratici: suggerimenti e strategie per gestire le sfide quotidiane.
    Rete professionale: introduzione a una rete più ampia di professionisti e risorse.
4. Vantaggi del mentoring per il mentore :
    Sviluppo personale: l'insegnamento rafforza e approfondisce le conoscenze del mentore.

- **Soddisfazione:** la gioia di vedere un principiante crescere e avere successo è impagabile.
- **Ringiovanimento professionale:** l'interazione con i novizi può portare nuove prospettive e rinfrescare l'entusiasmo per la professione.

5. Strutturare una relazione di mentoring :
    - **Formalità vs. informalità:** programmi di mentoring strutturati vs. relazioni naturali.
    - **Frequenza e metodo di comunicazione:** trovi un equilibrio che vada bene per entrambe le parti.
    - **Stabilire gli obiettivi:** identificare chiaramente ciò che il novizio vuole imparare e raggiungere.

6. Sfide del mentoring :
    - **Evitare l'iperprotezione:** l'importanza di lasciare che i principianti commettano i propri errori e imparino da essi.
    - **Gestione del tempo:** bilanciare le esigenze del mentoring con le responsabilità professionali.

7. Mentoring in chirurgia pediatrica :
    - **Caratteristiche specifiche:** le sfide e le competenze uniche richieste in questo campo.
    - **Condividere esperienze:** raccontare storie di vita reale per illustrare i punti chiave.

Il mentoring, quando è fatto bene, porta benefici non solo al novizio, ma anche al mentore e, più in generale, all'intera professione infermieristica. Nel delicato campo della chirurgia pediatrica, aiuta a formare professionisti competenti, compassionevoli e fiduciosi, pronti ad offrire la migliore assistenza possibile ai loro piccoli pazienti.

Risorse per la formazione continua

La medicina è un campo dinamico e in continua evoluzione, e l'infermieristica chirurgica pediatrica non fa eccezione. La formazione continua è quindi essenziale per garantire l'erogazione delle cure più aggiornate ed efficaci. Addentriamoci nel mondo delle risorse che aiutano gli infermieri a rimanere all'avanguardia nella loro professione.

1. Introduzione :
   - **Perché la formazione continua?** L'importanza di tenersi aggiornati in un mondo medico in rapida evoluzione.
   - **Vantaggi per infermieri e pazienti:** come il miglioramento continuo influisce direttamente sulla qualità dell'assistenza.
2. Seminari e conferenze:
   - **Portata e rilevanza:** come scegliere tra una moltitudine di eventi.
   - **Networking e collaborazione:** i vantaggi secondari della partecipazione a questi incontri.
3. Programmi di certificazione:
   - Specializzarsi in chirurgia pediatrica: mettere in mostra la sua esperienza.
   - **Processo e preparazione:** come assicurarsi di essere pronti per queste certificazioni.
4. Corsi e webinar online:
   - Flessibilità e accessibilità: imparare al proprio ritmo.
   - **Piattaforme consigliate:** dove trovare corsi pertinenti e di alta qualità.
5. Laboratori pratici:
   - Simulazione e gioco di ruolo: il valore dell'apprendimento attraverso il fare.
   - **Tecnologie avanzate :** Scopra le ultime innovazioni nella chirurgia pediatrica.
6. Pubblicazioni professionali :
   - **Giornali e riviste: si** tenga aggiornato sulle ultime ricerche e studi.
   - **Raccomandazioni per una lettura regolare:** quali sono i must per gli infermieri della chirurgia pediatrica?

7. Risorse istituzionali :

  Formazione interna: sfruttare al meglio le opportunità offerte dalla propria struttura.

  Partenariati con le università: collaborazione accademica nella ricerca e nella formazione.

8. Reti e associazioni professionali:

  L'importanza dell'appartenenza: il valore delle comunità professionali.

  Associazioni chiave: dove trovare supporto, risorse e opportunità di formazione.

9. Risorse tecnologiche :

  Applicazioni mediche: strumenti moderni per l'apprendimento e la pratica.

  Telemedicina: Scopra gli ultimi progressi nell'assistenza a distanza.

10. Sviluppo personale e soft skills:

  Comunicazione, leadership, gestione dello stress: competenze essenziali per l'infermiere moderno.

  Corsi di formazione e workshop: dove e come sviluppare queste competenze interdisciplinari.

La formazione continua è un investimento in termini di tempo e risorse, ma i ritorni sono inestimabili. Impegnandosi in un processo di apprendimento continuo, gli infermieri di chirurgia pediatrica si assicurano di fornire un'assistenza di altissima qualità, sviluppando al contempo la loro carriera e arricchendo la loro pratica professionale.

Programmi di specializzazione e certificazioni

Nel mondo della medicina, l'eccellenza non è solo desiderata, ma attesa. Per gli infermieri di chirurgia pediatrica, la specializzazione e la certificazione offrono un'opportunità unica per approfondire le loro capacità, affinare le loro competenze e ottenere un riconoscimento professionale. Questo approccio, lungi dall'essere puramente accademico, ha implicazioni dirette e tangibili sulla qualità dell'assistenza fornita.

1. L'importanza della specializzazione :

Riconoscimento delle competenze: come la specializzazione distingue gli infermieri all'avanguardia nella loro professione.

Impatto sull'assistenza: la correlazione tra specializzazione e miglioramento della qualità dell'assistenza.

2. Processo di specializzazione:

Valutazione dei bisogni: identificare i suoi punti di forza e le aree di sviluppo.

Formazione specialistica: percorsi accademici e clinici per perfezionare le sue competenze.

Mentoring : Il ruolo cruciale dei mentori nel processo di specializzazione.

3. Certificazioni: una garanzia di qualità:

Che cos'è la certificazione? Una definizione e la sua importanza nel panorama medico.

I vantaggi della certificazione: riconoscimento professionale, fiducia del paziente e avanzamento di carriera.

4. Ottenere le certificazioni:

Criteri e idoneità: comprendere i prerequisiti per ogni certificazione.

Preparazione ed esami: strategie per prepararsi efficacemente e superare le valutazioni.

5. Certificazioni chiave in chirurgia pediatrica:

Certificazione in infermieristica pediatrica: le basi per qualsiasi infermiere che desideri specializzarsi.

Certificazione in chirurgia pediatrica: un ulteriore livello di competenza per coloro che sono al centro della sala operatoria.

6. Mantenimento e rinnovo della certificazione:

    Requisiti di formazione continua: impegno a mantenere e aggiornare le competenze.

    Audit e valutazioni: Meccanismi di controllo per garantire la qualità dell'assistenza.

7. Riconoscimento internazionale :

    Validità delle certificazioni all'estero: opportunità e sfide della pratica infermieristica transfrontaliera.

    Processo di riconoscimento reciproco: come trasferire e convalidare le sue competenze a livello internazionale.

8. La strada della superspecializzazione :

    Aree di nicchia nella chirurgia pediatrica: esplorare le specialità ad altissima tecnologia come la chirurgia cardiaca o neurologica pediatrica.

    Formazione e certificazione: i passi necessari per raggiungere questi livelli di competenza rarefatti.

La specializzazione e la certificazione non sono solo etichette o titoli. Incarnano un impegno profondo verso l'eccellenza, una promessa ai pazienti e alle loro famiglie che l'infermiere fornirà la massima qualità di assistenza possibile. Per gli infermieri, è anche un'opportunità di crescita, di sviluppo professionale e di meritato riconoscimento.

Capitolo 17

GESTIONE DELLE COMPLICAZIONI ED EVENTI IMPREVISTI

Identificare e trattare rapidamente Complicazioni post-operatorie comuni

L'esito della chirurgia pediatrica non si ferma alla fine dell'intervento. Il periodo post-operatorio è una fase cruciale in cui il bambino rischia di sviluppare varie complicazioni, alcune delle quali potenzialmente gravi. Per l'infermiere, una comprensione approfondita, una vigilanza costante e un intervento rapido sono essenziali per garantire la sicurezza e il benessere del piccolo paziente.

1. Introduzione :
    L'importanza cruciale del monitoraggio post-operatorio: il periodo in cui permangono i rischi.
2. Complicazioni respiratorie :
    Atelettasia: comprendere, identificare e trattare il collasso parziale o totale dei polmoni.
    Ipossia: segni, cause e intervento rapido per garantire un adeguato apporto di ossigeno.
    Aspirazione: i pericoli dell'inalazione di secrezioni o contenuti gastrici e come affrontarli.
3. Complicazioni cardiache :
    Aritmie: riconoscere i ritmi cardiaci irregolari e sapere quando intervenire.
    Ipotensione o ipertensione post-operatoria: gestire le fluttuazioni della pressione sanguigna.
4. Complicazioni neurologiche :
    Delirio post-operatorio: identificare e gestire la confusione temporanea che può verificarsi dopo un intervento chirurgico.
    Danni ai nervi: come possono verificarsi e come reagire.
5. Complicazioni legate al dolore :
    Dolore non adeguatamente controllato: segni, implicazioni e interventi.

Effetti collaterali degli antidolorifici: dalla stipsi alla depressione respiratoria, come gestire le complicazioni degli antidolorifici.

6. Complicazioni infettive :

Infezioni da ferita: prevenzione, identificazione precoce e trattamento.

Sepsi: capire questa reazione potenzialmente fatale, i suoi segnali e i passi da seguire.

7. Complicazioni gastrointestinali :

Ileo post-operatorio: riconoscere e trattare questa paralisi temporanea del tratto intestinale.

Emorragia gastrointestinale: cause, segnali d'allarme e trattamento.

8. Complicazioni urologiche e renali:

Ritenzione urinaria: cause comuni, identificazione e azioni da intraprendere.

Insufficienza renale acuta: capire, individuare e rispondere a questa grave complicanza.

9. Complicazioni della pelle e delle ferite:

Ematoma e sieroma: identificazione e gestione delle raccolte di liquido.

Deiscenza della ferita: quando la ferita inizia ad aprirsi, cosa bisogna fare?

10. Risposta emotiva e psicologica post-operatoria:

Reazioni traumatiche: capire i segnali di un trauma emotivo e come sostenere il bambino.

Il periodo post-operatorio è un terreno fertile per una serie di complicazioni. Tuttavia, grazie a una solida formazione, a un'osservazione meticolosa e a un intervento rapido, gli infermieri di chirurgia pediatrica sono perfettamente attrezzati per garantire la sicurezza e il benessere dei loro piccoli pazienti.

Importanza della simulazione
per la preparazione alle emergenze

La chirurgia pediatrica è un campo complesso ed esigente, che richiede estrema precisione e reattività alle situazioni mutevoli. In questo contesto, l'importanza della simulazione come strumento di formazione e preparazione non può essere sottovalutata. Offre agli operatori sanitari una piattaforma dove possono esercitarsi a gestire le emergenze senza rischiare la vita dei pazienti reali.

1. Introduzione :
   - **Definire la simulazione medica: cos'è** e perché è importante?
2. I vantaggi della simulazione:
   - **Imparare facendo:** la possibilità di esercitarsi più volte per perfezionare le sue abilità.
   - **Allestire scenari di emergenza:** prepararsi a situazioni rare ma critiche che potrebbero verificarsi in sala operatoria.
   - **Riduzione degli errori:** la simulazione consente di identificare e correggere gli errori in un ambiente privo di rischi.
3. Simulazione e competenza clinica :
   - **Perfezionare le tecniche: dalla** gestione delle vie aeree alla rianimazione cardiopolmonare, la simulazione la aiuta a padroneggiare le competenze essenziali.
   - **Processo decisionale rapido: La** simulazione aiuta a migliorare il processo decisionale in tempo reale, concentrandosi sulla velocità e sull'efficienza.
4. Migliorare la comunicazione di squadra:
   - **Rafforzare la collaborazione:** imparare a lavorare in sinergia con gli altri membri del team medico.

Gestione dei conflitti: la simulazione può aiutare a navigare e risolvere le controversie che possono sorgere in situazioni di stress.

5. Familiarizzazione con le nuove tecnologie:

Aggiornamento delle competenze: con la rapida evoluzione della tecnologia medica, la simulazione offre l'opportunità di imparare a utilizzare le nuove apparecchiature in totale sicurezza.

6. Valutazione e feedback :

Autovalutazione: la simulazione consente agli operatori sanitari di riconoscere i propri punti di forza e le aree di miglioramento.

Feedback costruttivo: ricevere critiche e consigli da istruttori e colleghi per migliorare continuamente.

7. Aspetti emotivi e psicologici:

Gestire lo stress: la simulazione aiuta a preparare gli infermieri a gestire lo stress e l'ansia che possono sorgere nelle emergenze della vita reale.

Aumentare la fiducia: allenandosi in un ambiente simulato, gli infermieri possono acquisire fiducia.

8. L'evoluzione della simulazione in chirurgia pediatrica:

Dai manichini agli ambienti virtuali: esplorare i progressi tecnologici nella simulazione medica.

Nel mondo frenetico ed esigente della chirurgia pediatrica, la simulazione sta emergendo come una risorsa inestimabile per preparare gli infermieri ad affrontare e gestire le emergenze in modo efficace. Non costruisce solo le competenze cliniche, ma anche la fiducia, la collaborazione e le capacità di comunicazione, elementi chiave per garantire la sicurezza e il benessere dei pazienti più giovani e vulnerabili.

Comunicazione con la famiglia in caso di circostanze impreviste

Nella chirurgia pediatrica, una comunicazione efficace con le famiglie è un'abilità fondamentale, soprattutto quando si tratta di condividere notizie inaspettate o avverse. Il modo in cui viene gestita questa comunicazione può avere un impatto duraturo sulla fiducia della famiglia nell'équipe medica e sulla sua capacità di affrontare la situazione.

1. Introduzione :
   - **L'importanza della comunicazione:** la necessità di fornire informazioni chiare e precise alle famiglie, soprattutto nei momenti di crisi.

2. Preparazione alla conversazione :
   - **Raccogliere i fatti:** prima di parlare con la famiglia, è essenziale comprendere a fondo la situazione.
   - **Scegliere il momento e il luogo giusto:** individuare uno spazio privato e tranquillo e assicurarsi che il momento sia favorevole alla conversazione.
   - **Assemblare il team:** chi deve essere presente? Che ruolo avrà ciascun membro del team?

3. Iniziare una conversazione:
   - **Utilizzi un linguaggio chiaro e semplice:** eviti il gergo medico e si assicuri che la famiglia comprenda ogni fase.
   - **Sia onesto:** è fondamentale condividere informazioni accurate, anche se non sono favorevoli.
   - **Mostrare empatia:** riconoscere e convalidare le emozioni della famiglia.

4. Affrontare gli imprevisti:
   - **Complicazioni chirurgiche:** come deve essere informata la famiglia di un cambiamento o di una complicazione durante l'intervento?
   - **Risultati inaspettati:** come affronta le notizie inaspettate sulla diagnosi o sulla prognosi?

- **Decisioni difficili:** guidare la famiglia attraverso decisioni mediche complesse o potenzialmente controverse.

5. Offrire assistenza :
   - **Risorse psicologiche: si** rivolga a consulenti o psicologi per aiutare la famiglia a gestire lo stress e lo shock.
   - **Supporto spirituale:** fornire risorse o contatti per il supporto spirituale, se la famiglia lo desidera.
   - **Mettere in contatto la famiglia con altre famiglie:** a volte parlare con qualcuno che ha vissuto un'esperienza simile può essere rassicurante.

6. Gestione delle reazioni :
   - **Rabbia e colpevolizzazione:** come gestisce e risponde quando la famiglia è arrabbiata o colpevolizzata?
   - **Lutto e tristezza:** dare spazio al lutto offrendo sostegno.

7. Follow-up :
   - **Aggiornamenti regolari:** continui a tenere informata la famiglia sugli sviluppi.
   - **Sessioni di debriefing:** organizzare incontri di follow-up per rispondere alle domande e chiarire eventuali malintesi.

Comunicare con le famiglie in caso di circostanze impreviste è uno dei compiti più difficili ma cruciali della chirurgia pediatrica. Affrontare queste situazioni con empatia, onestà e sostegno rafforza il rapporto tra l'équipe medica e la famiglia, favorendo una maggiore comprensione e collaborazione nei momenti più difficili.

Capitolo 18

COINVOLGIMENTO DEI GENITORI E FAMILIARI IN ASSISTENZA

Il ruolo dei genitori come partner di assistenza

Quando si tratta di cure mediche per bambini, i genitori o i tutori non sono semplici spettatori. Svolgono un ruolo fondamentale, apportando una comprensione unica del loro bambino, del suo comportamento, delle sue esigenze e del suo background. Il loro coinvolgimento attivo nel processo di cura può migliorare i risultati e il benessere del bambino.

1. Introduzione :
   - **Definire la partnership:** come possono i genitori collaborare con il team medico per fornire la migliore assistenza possibile?
2. I vantaggi della collaborazione genitori-professionisti:
   - **Prospettiva unica:** i genitori conoscono il proprio figlio meglio di chiunque altro e possono offrire informazioni preziose.
   - **Miglioramento dell'assistenza:** il contributo dei genitori può migliorare l'accuratezza della diagnosi, la gestione e il comfort del bambino.
   - **Riduzione dell'ansia:** quando i genitori sono coinvolti, la loro stessa ansia può essere ridotta, con un effetto positivo sul bambino.
3. Aree chiave per la collaborazione:
   - **Anamnesi medica:** i genitori forniscono dettagli essenziali sulla storia medica e comportamentale del bambino.
   - **Definire le priorità di cura:** identificare le preoccupazioni e le esigenze specifiche del bambino in consultazione con i genitori.
   - **Interventi quotidiani:** i genitori possono aiutare a somministrare i farmaci, a monitorare i segni vitali, ecc.

4. Formazione ed educazione dei genitori:

Fornire informazioni: spiegare le procedure, i farmaci e gli interventi in modo che i genitori capiscano e si sentano a proprio agio.

Educazione tecnica: insegnare ai genitori alcune competenze di base per prendersi cura del proprio figlio a casa.

Workshop e seminari: organizzazione di sessioni educative per i genitori su vari argomenti relativi alla chirurgia pediatrica.

5. Navigare attraverso le sfide:

Disaccordi sui piani di trattamento: come si gestiscono le situazioni in cui i genitori e gli operatori sanitari sono in disaccordo?

Rispettare la diversità culturale: comprendere e rispettare le credenze e le pratiche culturali che possono influenzare le decisioni dei genitori.

6. Mantenere una comunicazione aperta:

Ascoltare attivamente: Valorizzi le opinioni dei genitori e li incoraggi a fare domande.

Feedback regolare: tenga i genitori informati dei progressi e delle sfide e raccolga il loro feedback.

7. Il ruolo del genitore dopo l'intervento chirurgico:

Assistenza domiciliare: preparare i genitori a prendersi cura del loro bambino dopo la dimissione dall'ospedale.

Riconoscimento: valorizzare il coinvolgimento dei genitori e riconoscere il loro ruolo essenziale.

I genitori, in quanto partner nell'assistenza, apportano una dimensione insostituibile al team medico. Riconoscendo il loro ruolo e coinvolgendoli attivamente, possiamo offrire un'assistenza olistica e incentrata sul bambino, promuovendo risultati ottimali e un'esperienza positiva per tutti i soggetti coinvolti.

Formazione ed educazione dei genitori per l'assistenza domiciliare

Quando il rumore delle macchine e il ronzio costante dell'ospedale svaniscono nella calma familiare di casa, i genitori di un bambino che ha subito un intervento chirurgico si trovano spesso di fronte a una nuova realtà. Improvvisamente sono i primi a prendersi cura del loro bambino, senza la rete di sicurezza immediata del personale medico vicino. Questa transizione, sebbene auspicabile, può essere scoraggiante. Ecco perché la formazione e l'educazione dei genitori sull'assistenza domiciliare sono assolutamente essenziali.

Durante la degenza in ospedale, è fondamentale che i genitori ricevano una formazione approfondita e adeguata alle loro esigenze e a quelle del bambino. Questa formazione non deve limitarsi a una semplice dimostrazione di tecniche o alla consegna di opuscoli. Deve essere interattiva, con esercitazioni ripetute, simulazioni e feedback continui da parte degli operatori sanitari.

È altrettanto essenziale educare i genitori su cosa aspettarsi una volta tornati a casa. Questo potrebbe includere la gestione del dolore post-operatorio, il riconoscimento dei segni di infezione o di complicazioni e la corretta somministrazione dei farmaci. Ma al di là di questi aspetti tecnici, i genitori hanno anche bisogno di consigli su come dare al bambino un sostegno emotivo, gestire il proprio stress e adattarsi a una nuova routine.
Gli operatori sanitari possono utilizzare una serie di metodi per facilitare questa educazione. Le dimostrazioni faccia a faccia, in cui i genitori sono incoraggiati a praticare le tecniche sotto la supervisione di un professionista, possono essere molto efficaci. Anche i video educativi, le

applicazioni di monitoraggio delle cure e i workshop possono integrare la formazione.

Ma forse l'aspetto più cruciale di questa educazione è il supporto continuo. Sapere di poter contattare l'ospedale per fare domande o chiedere chiarimenti può dare ai genitori un'enorme tranquillità. Stabilire punti di contatto regolari, sia per telefono che per video o visite a domicilio, può garantire che i genitori si sentano supportati e in grado di fornire la migliore assistenza possibile al loro bambino.

Preparare adeguatamente i genitori all'assistenza domiciliare dopo un intervento chirurgico pediatrico non riguarda solo le competenze tecniche. Si tratta di costruire la loro fiducia, di sostenerli emotivamente e di assicurarsi che siano equipaggiati per affrontare il periodo post-operatorio con fiducia e compassione. Questa preparazione è la base per una guarigione di successo e una transizione graduale verso la normalità per il bambino e la sua famiglia.

Gestire disaccordi e tensioni

La chirurgia pediatrica è, per sua natura, un campo in cui le emozioni corrono alte. I genitori sono naturalmente preoccupati per la salute e il benessere del loro bambino, mentre gli operatori sanitari, nonostante la loro vasta formazione, si trovano spesso ad affrontare situazioni difficili, decisioni delicate e risultati incerti. In questo contesto, possono sorgere disaccordi e tensioni, e il modo in cui vengono gestiti può avere un impatto significativo sul benessere del bambino e sulla qualità dell'assistenza.

Riconoscere e convalidare le emozioni: Il primo passo per gestire le tensioni in modo efficace è riconoscere e convalidare le emozioni delle persone coinvolte. I genitori possono sentirsi impotenti, frustrati o arrabbiati per la situazione del loro bambino. Gli operatori sanitari possono sentirsi sotto pressione per prendere le decisioni giuste, mentre gestiscono il proprio stress emotivo. Riconoscere questi sentimenti è essenziale per una comunicazione aperta e onesta.

Ascolto attivo: l'ascolto è forse lo strumento più potente a disposizione degli operatori sanitari. Ascoltando attentamente le preoccupazioni dei genitori senza giudicare, possono identificare la fonte della tensione e lavorare per porvi rimedio. L'ascolto attivo non si limita a sentire le parole, ma comprende le emozioni sottostanti e risponde con empatia.

Chiarire le informazioni: spesso i disaccordi nascono da una mancanza di comprensione o da informazioni ambigue. È quindi fondamentale assicurarsi che tutte le parti abbiano informazioni corrette e complete, presentate in modo chiaro e comprensibile.

Cercare un compromesso: in alcune situazioni, può essere necessario cercare un compromesso che rispetti sia le preferenze dei genitori che le raccomandazioni mediche. Ciò può richiedere una discussione approfondita, una collaborazione e un certo grado di flessibilità da parte degli operatori sanitari.

Mediazione professionale: nelle situazioni in cui le tensioni persistono, può essere utile ricorrere ai servizi di un mediatore professionista. Questi esperti possono aiutare a facilitare la comunicazione, a chiarire le incomprensioni e a trovare soluzioni reciprocamente accettabili.

Supporto emotivo: fornire un supporto emotivo, sotto forma di consultazioni con uno psicologo o di un gruppo di sostegno per i genitori, può aiutare ad alleviare le tensioni. Allo stesso modo, gli operatori sanitari possono beneficiare di sessioni di debriefing o di gruppi di sostegno tra pari per gestire il proprio stress emotivo.

La chiave per gestire i disaccordi e le tensioni in chirurgia pediatrica è rimanere concentrati sull'obiettivo principale: il benessere del bambino. Tenendo presente questa priorità, gli operatori sanitari e i genitori possono lavorare insieme per superare le sfide e garantire la migliore assistenza possibile.

Capitolo 19

VALUTAZIONE E GARANZIA DI QUALITÀ

Protocolli di valutazione
Cura e procedure

Nella chirurgia pediatrica, come in tutte le discipline mediche, è fondamentale garantire che l'assistenza fornita sia sicura, efficace e in linea con le migliori pratiche. I protocolli di valutazione delle cure e delle procedure svolgono un ruolo cruciale nel garantire che i bambini ricevano un'assistenza di alta qualità. Questi protocolli ci forniscono gli strumenti per misurare, valutare e, se necessario, modificare gli interventi per ottimizzare i risultati.

Obiettivi della valutazione: L'obiettivo principale della valutazione è il miglioramento continuo. Che si tratti di identificare aree che necessitano di particolare attenzione, di individuare tendenze o di valutare l'efficacia di una nuova tecnica, l'obiettivo del processo di valutazione è quello di migliorare l'assistenza e i risultati del paziente.

Indicatori di qualità: si tratta di misure specifiche che forniscono informazioni sulle prestazioni di un ospedale o di una clinica. Possono riguardare la sicurezza del paziente, la sua soddisfazione, i risultati clinici o l'efficacia delle procedure. Alcuni esempi sono i tempi di recupero post-operatorio, i tassi di infezione post-chirurgica e la percentuale di pazienti che richiedono una nuova ospedalizzazione.

Audit clinico: si tratta di un esame dettagliato della pratica clinica corrente per garantire che sia conforme alle linee guida raccomandate. L'audit può evidenziare le aree in cui l'assistenza si discosta dagli standard previsti, consentendo un intervento mirato per migliorare la qualità.

Feedback del paziente e della famiglia: la prospettiva del paziente e della sua famiglia è essenziale per valutare la qualità dell'assistenza. I sondaggi di soddisfazione, i focus group e altre forme di feedback possono fornire informazioni preziose sull'esperienza del paziente, informazioni che potrebbero non essere immediatamente evidenti agli operatori sanitari.

Revisioni di mortalità e morbilità (MMR): le MMR sono incontri regolari in cui gli operatori sanitari rivedono i casi in cui i pazienti hanno avuto complicazioni o sono morti. Queste revisioni aiutano a identificare le cause delle complicazioni, a imparare dagli errori e a stabilire strategie per prevenire incidenti simili in futuro.

Formazione continua e training: con l'evoluzione della medicina, si evolvono anche i protocolli e le linee guida. La formazione continua consente agli operatori sanitari di tenersi aggiornati sulle ultime ricerche, tecniche e raccomandazioni, assicurando che i pazienti ricevano le cure più aggiornate.

Collaborazione interdisciplinare: la chirurgia pediatrica non è una disciplina isolata. Si basa sulla collaborazione tra molti specialisti. I team multidisciplinari, che comprendono chirurghi, anestesisti, pediatri, infermieri e altri specialisti, possono incontrarsi regolarmente per valutare i protocolli, discutere i casi e condividere le conoscenze.

Affinché la chirurgia pediatrica continui a progredire, è essenziale che le cure e le procedure siano valutate regolarmente. I protocolli di valutazione assicurano che ogni bambino riceva la massima qualità di cura possibile, riducendo al minimo i rischi e massimizzando gli esiti positivi.

Importanza della rivista morbilità e mortalità

La morbidity and mortality review (MMR) è uno strumento medico potente ed essenziale, dedicato all'analisi delle complicanze e dei decessi che si verificano durante la gestione del paziente. Nella chirurgia pediatrica, dove ogni operazione è una sfida delicata e sfaccettata, l'MMR sta diventando un perno centrale per garantire non solo la qualità dell'assistenza, ma anche il suo continuo sviluppo.

Imparare dagli errori: uno dei più grandi valori della MMR è quello di trasformare gli errori, le complicanze e i decessi in opportunità di apprendimento. L'analisi approfondita di ogni caso aiuta a comprendere le cause profonde degli eventi avversi, offrendo la possibilità di prevenirli in futuro.

Clima di fiducia: una MMR ben condotta favorisce un ambiente in cui i professionisti possono discutere degli incidenti in modo aperto e onesto, senza temere colpe o ripercussioni. Questo spazio sicuro per la comunicazione è fondamentale se si vuole imparare davvero qualcosa.

Standardizzazione delle procedure: identificando le tendenze o i modelli ricorrenti di complicanze, la MMR può evidenziare le lacune nei protocolli attuali, portando allo sviluppo e all'adozione di nuove linee guida per standardizzare e ottimizzare l'assistenza.

Miglioramento della qualità dell'assistenza: nel tempo, grazie agli approfondimenti ottenuti con le MMR, le strutture possono vedere miglioramenti tangibili nella qualità dell'assistenza, con meno complicazioni e una migliore gestione del rischio.

Responsabilità e impegno: La partecipazione a RMM regolari incoraggia l'intero team medico a partecipare attivamente al miglioramento continuo, rafforzando così il senso di responsabilità di tutti.

Prospettiva olistica: sebbene sia focalizzata sugli eventi avversi, la MMR offre anche una prospettiva più ampia sull'assistenza fornita. Consente di analizzare non solo i fattori clinici, ma anche i fattori umani, organizzativi e sistemici che possono influenzare i risultati dei pazienti.

Rafforzare i legami tra i professionisti: La MMR incoraggia la collaborazione interdisciplinare, creando legami più forti tra i vari attori del settore medico. Chirurghi, anestesisti, infermieri e altri specialisti si riuniscono intorno allo stesso tavolo, condividendo le loro conoscenze ed esperienze.

La revisione della morbilità e della mortalità è più di una semplice procedura o di un rituale medico. Incarna l'impegno incrollabile della chirurgia pediatrica nel fornire la più alta qualità di assistenza possibile, evidenziando sia le sfide che le opportunità di elevare costantemente il livello di eccellenza.

Feedback dei pazienti e delle famiglie per migliorare la pratica

Quando si tratta di assistenza sanitaria, l'esperienza dei professionisti del settore medico è, ovviamente, indispensabile. Tuttavia, la prospettiva unica dei pazienti e delle loro famiglie è altrettanto cruciale. Nella chirurgia pediatrica, dove il bambino è spesso al centro di una costellazione di assistenti, ascoltare e incorporare il loro feedback è un modo essenziale per affinare e migliorare la pratica.

Una fonte preziosa di informazioni: I pazienti e le loro famiglie hanno un'esperienza intima dell'assistenza medica. Le loro testimonianze forniscono informazioni concrete sul corso del trattamento, sul comfort del bambino, sulla comunicazione con l'équipe infermieristica e sull'efficacia dei trattamenti.

Identificare le aree di miglioramento: mentre l'équipe medica può avere una visione d'insieme delle procedure e dell'assistenza, potrebbe tralasciare alcuni dettagli o aspetti pratici. Le famiglie, invece, possono evidenziare le aree in cui è necessario apportare modifiche.

Umanizzazione dell'assistenza: quando ci prendiamo il tempo di ascoltare e valorizzare il feedback dei pazienti e delle famiglie, riconosciamo il loro ruolo attivo nel processo di guarigione. Questo contribuisce a un approccio più umanistico all'assistenza, dove il bambino non è solo un caso medico, ma una persona con esigenze, paure e aspirazioni.

Rafforzare la fiducia: l'apertura alle critiche e il desiderio di migliorare sono la prova di un impegno professionale sincero. Aiutano a costruire e a rafforzare la fiducia tra l'équipe medica, il bambino e la sua famiglia.

Adattarsi ai cambiamenti della società: le aspettative e le esigenze delle famiglie possono cambiare nel tempo, come risultato dei progressi tecnologici e dei cambiamenti sociali e culturali. Un feedback regolare consente all'équipe medica di rimanere aggiornata e di adattarsi di conseguenza.

Migliorare l'esperienza del paziente: Oltre a migliorare l'assistenza, il feedback dei pazienti e delle famiglie può essere utilizzato per formare nuovi professionisti, fornendo loro una visione completa e realistica dell'assistenza.

Sviluppare una cultura del miglioramento continuo: integrando il feedback nell'approccio alla qualità dell'istituto, promuoviamo una cultura di costante evoluzione e adattamento.

Incorporare il feedback dei pazienti e delle famiglie non è semplicemente un modo per migliorare la qualità dell'assistenza. È anche un modo per affermare il posto centrale dei bambini e delle loro famiglie nel processo di cura, riconoscendo la loro competenza ed esperienza come elementi fondamentali dell'assistenza medica.

Capitolo 20

TECNICHE AVANZATE E SPECIALITÀ SUBDISCIPLINARI

Chirurgia laparoscopica
e minimamente invasivo nei bambini

La chirurgia laparoscopica e minimamente invasiva ha rivoluzionato il panorama medico negli ultimi decenni, apportando notevoli vantaggi sia ai chirurghi che ai pazienti. Nei bambini, questo approccio è particolarmente vantaggioso, in quanto consente di effettuare operazioni con meno traumi e tempi di recupero ridotti. Addentriamoci in questo mondo affascinante, dove la tecnologia è messa al servizio della delicatezza.

Capire la laparoscopia: la chirurgia laparoscopica, nota anche come "chirurgia del buco della serratura", prevede l'esecuzione di interventi chirurgici utilizzando piccoli strumenti inseriti attraverso minuscole incisioni. Si distingue per l'uso di una telecamera, il laparoscopio, che guida il chirurgo durante la procedura.

I vantaggi per i bambini: Meno dolore post-operatorio, cicatrici ridotte, minor rischio di infezioni e complicazioni e una degenza ospedaliera più breve: questi sono solo alcuni degli innegabili vantaggi di questo approccio per i nostri piccoli pazienti.

Indicazioni comuni: Ernia, appendicite, alcune malformazioni, ecc. Ci sono molte indicazioni nei bambini in cui la chirurgia minimamente invasiva è l'opzione preferita.

L'importanza della formazione e della competenza: sebbene presenti molti vantaggi, questa tecnica richiede una formazione specifica e una notevole competenza. Il chirurgo deve familiarizzare con una nuova ergonomia e imparare a operare in tre dimensioni attraverso uno schermo.

Sfide e considerazioni speciali nei bambini: L'anatomia in continua evoluzione dei bambini, le dimensioni ridotte dei loro organi e la necessità di un'attrezzatura adattata sono tutte sfide specifiche della chirurgia pediatrica minimamente invasiva.

Innovazioni tecnologiche: la rapida evoluzione della tecnologia ha permesso di sviluppare strumenti sempre più fini e precisi, telecamere ad alta definizione e persino robot assistiti, rendendo la chirurgia ancora meno invasiva.

L'importanza del dialogo: come per qualsiasi intervento, è fondamentale mantenere un dialogo aperto con il bambino e la sua famiglia, per spiegare la natura dell'intervento, i suoi benefici e i suoi rischi, e per ascoltare le loro preoccupazioni.

Guardando al futuro: Con i continui progressi nella tecnologia e nelle tecniche chirurgiche, il futuro della chirurgia pediatrica mininvasiva è promettente, aprendo le porte a procedure ancora più sicure e meno invasive.

La chirurgia laparoscopica e minimamente invasiva nei bambini è un esempio perfetto di come la tecnologia, se applicata con competenza e discernimento, può trasformare l'assistenza medica, rendendo le operazioni meno stressanti e più sopportabili per i nostri piccoli pazienti, garantendo al contempo risultati eccellenti.

Trapianto di organi in pediatria

Il trapianto di organi pediatrico è un'area complessa ed entusiasmante della medicina moderna. Spesso rappresenta l'ultima speranza per molti bambini affetti da malattie gravi o da insufficienza d'organo, offrendo la possibilità di vivere una vita più lunga e migliore.

Perché il trapianto in pediatria? Il trapianto di organi nei bambini è spesso una risposta a patologie congenite o a malattie gravi che si verificano nelle prime fasi della vita, rendendo il trapianto vitale per la loro sopravvivenza o per migliorare significativamente la loro qualità di vita.

Organi comunemente trapiantati: sebbene il rene sia l'organo più comunemente trapiantato nei bambini, possono essere trapiantati anche il cuore, il fegato, i polmoni e persino l'intestino.

Le caratteristiche specifiche del trapianto nei bambini: I bambini non sono "piccoli adulti". Le loro esigenze, la loro crescita continua e il loro sviluppo richiedono una gestione specifica, in termini di selezione del donatore, dell'intervento stesso e del follow-up post-operatorio.

La ricerca di un donatore compatibile: trovare un donatore compatibile è una corsa contro il tempo. Nei bambini, le dimensioni e il peso dell'organo sono essenziali, così come la compatibilità immunologica.

La procedura di trapianto: una volta identificato un donatore, la procedura viene avviata. Ogni fase è fondamentale, dalla preparazione del giovane paziente all'estrazione dell'organo dal donatore, fino al trapianto stesso.

Vita dopo il trapianto: Il trapianto è solo l'inizio di un lungo viaggio. Il monitoraggio post-operatorio è essenziale per garantire che l'organo trapiantato funzioni correttamente e che il bambino non mostri segni di rigetto.

Sfide emotive e psicologiche: per i bambini e le loro famiglie, il trapianto è un viaggio emotivo intenso. Il supporto psicologico è fondamentale per aiutarli ad affrontare la speranza, l'attesa, le incertezze e infine la gioia di un trapianto riuscito.

L'importanza del trattamento immunosoppressivo: per evitare il rigetto dell'organo trapiantato, i farmaci immunosoppressivi devono essere assunti per tutta la vita. Comprendere la loro importanza, gestire gli eventuali effetti collaterali e assicurarsi che vengano assunti regolarmente è essenziale per il successo a lungo termine del trapianto.

Testimonianze e storie di successo: molti bambini trapiantati conducono una vita sana e appagante, perseguendo i loro sogni e le loro passioni come qualsiasi altro bambino. Le loro storie sono una fonte di ispirazione e motivazione per tutti i professionisti coinvolti nel processo.

Il trapianto di organi pediatrico è un campo in cui si incontrano scienza, abilità chirurgica e compassione. Illustra l'impegno incrollabile delle équipe mediche nel dare a questi giovani pazienti una seconda possibilità, consentendo loro di prosperare e di realizzare il loro potenziale nella vita.

Chirurgia cardiaca e neurochirurgia pediatrica

Affascinanti e complessi, gli interventi di cardiochirurgia e neurochirurgia pediatrica riguardano le parti più vitali e delicate del bambino: il cuore e il cervello. Questi interventi sono tra i più sofisticati e delicati, e richiedono non solo un'eccezionale precisione chirurgica, ma anche una profonda comprensione delle particolarità anatomiche e fisiologiche dei bambini.

Introduzione alle specificità pediatriche: a causa della loro continua crescita e sviluppo, i bambini presentano sfide particolari in chirurgia. La loro anatomia in continua evoluzione, le variazioni nelle dimensioni e nelle proporzioni degli organi e le diverse risposte fisiologiche richiedono competenze specialistiche.

Cardiochirurgia pediatrica :

Malattie cardiache congenite: molte operazioni cardiache pediatriche riguardano malformazioni presenti fin dalla nascita. La comprensione di queste malformazioni, dai semplici difetti del setto ventricolare alla trasposizione dei grandi vasi, è essenziale.

Tecniche chirurgiche: gli interventi variano dagli shunt palliativi alle riparazioni complete, e ogni tecnica ha le sue sfide e i suoi vantaggi.

Supporto post-operatorio: il monitoraggio nell'unità di terapia intensiva post-operatoria è essenziale per il successo della chirurgia cardiaca nei bambini.

Neurochirurgia pediatrica :

Condizioni comuni: Condizioni come idrocefalo, tumori cerebrali, malformazioni vascolari e spina bifida richiedono interventi neurochirurgici specializzati.

Tecniche di intervento: i progressi tecnologici, in particolare la diagnostica per immagini in tempo reale, hanno rivoluzionato il modo in cui i neurochirurghi si avvicinano al cervello e al midollo spinale pediatrici.

Riabilitazione e follow-up: dopo la neurochirurgia, l'assistenza non si ferma. Possono essere necessari fisioterapia, terapia occupazionale e altri interventi per aiutare il bambino a recuperare o sviluppare le sue capacità.

Sfide emotive e psicologiche: gli interventi sul cuore o sul cervello di un bambino sono intensamente stressanti per le famiglie. Un adeguato supporto psicologico è quindi fondamentale.

Innovazioni e futuro: Tecniche meno invasive, stampa 3D in chirurgia, chirurgia guidata dalla realtà aumentata... Il futuro della cardiochirurgia e neurochirurgia pediatrica è pieno di promesse.

Ogni operazione, che sia cardiaca o neurologica, è un'avventura medica con una posta in gioco enorme. Dietro ogni bisturi, ogni sutura, c'è un bambino, una famiglia, speranze e sogni. È questa profonda umanità, unita all'abilità medica, che rende la cardiochirurgia e neurochirurgia pediatrica una disciplina davvero eccezionale.

Capitolo 21

ASSISTENZA SPECIFICA PRE E POST OPERATORIA

Dieta e nutrizione preoperatoria

La dieta e l'alimentazione svolgono un ruolo fondamentale nella preparazione del bambino all'intervento chirurgico. Una corretta alimentazione prima dell'intervento può influenzare non solo l'esito della chirurgia, ma anche la velocità di recupero del bambino. Nel delicato mondo della pediatria, queste considerazioni sono ancora più importanti perché il giovane corpo sta ancora crescendo e sviluppandosi.

L'importanza dell'alimentazione preoperatoria: proprio come un atleta si prepara per una gara, il corpo del bambino deve essere al meglio per affrontare le sollecitazioni e le sfide dell'intervento chirurgico. Una dieta equilibrata assicura che tutti i sistemi dell'organismo funzionino al meglio, dalla coagulazione del sangue alla risposta immunitaria.

Valutazione nutrizionale: prima dell'intervento, è essenziale valutare lo stato nutrizionale del bambino. Ciò può comportare misurazioni antropometriche, esami del sangue e una valutazione dietetica dettagliata.

Digiuno preoperatorio :

Motivi del digiuno: evitare l'aspirazione polmonare e le sue complicazioni è fondamentale. Lo stomaco deve essere vuoto per evitare questo rischio durante l'anestesia.

Linee guida attuali: Le raccomandazioni sulla durata del digiuno variano a seconda dell'età del bambino e del tipo di cibo o liquido consumato.

Idratazione: anche se l'assunzione di cibo è limitata, è fondamentale mantenere un'idratazione adeguata. Si possono somministrare soluzioni speciali per prevenire la disidratazione.

Integrazione e necessità specifiche :

Alcuni bambini, in particolare quelli con malattie croniche o malformazioni, possono avere esigenze nutrizionali specifiche.

Potrebbe essere necessario somministrare vitamine o minerali per rafforzare il sistema immunitario o accelerare la guarigione.

Gestire le co-morbilità: condizioni come il diabete o le allergie alimentari possono complicare le linee guida pre-operatorie. Può essere necessaria una stretta collaborazione con gli specialisti.

Educazione dei genitori: Informare i genitori su come preparare il bambino all'intervento è essenziale. Questo può includere consigli sull'ultimo momento in cui possono nutrire il bambino e sui tipi di alimenti o bevande da preferire.

Reintroduzione post-operatoria: la nutrizione pre-operatoria è intrinsecamente legata all'alimentazione dopo l'intervento. Sapere quando e come reintrodurre gli alimenti solidi o liquidi è fondamentale per il recupero.

La preparazione nutrizionale, sebbene possa sembrare una semplice formalità, è in realtà un elemento chiave della chirurgia pediatrica. Assicura che il piccolo paziente sia nelle migliori condizioni possibili per affrontare l'operazione e recuperare al meglio.

Monitoraggio intensivo post-operatorio : sala di recupero nel reparto di terapia intensiva

Il periodo post-operatorio è un momento critico nel percorso chirurgico di un bambino. È una fase in cui il piccolo paziente è ancora sotto l'influenza degli anestetici, in cui il corpo sta iniziando il processo di guarigione e in cui possono insorgere complicazioni. Un monitoraggio intensivo è quindi essenziale, non solo per garantire il comfort del bambino, ma anche per anticipare e affrontare rapidamente qualsiasi evento imprevisto.

I primi momenti nella sala di rianimazione:

Risveglio dall'anestesia: ogni bambino reagisce in modo diverso al risveglio dall'anestesia. Alcuni possono essere disorientati, altri possono piangere o essere agitati. È fondamentale accoglierli con dolcezza e pazienza.

Valutazioni iniziali: I segni vitali del bambino vengono monitorati attentamente, compresa la frequenza cardiaca, la pressione sanguigna, la saturazione di ossigeno e la temperatura.

Trasferimento in terapia intensiva:

A seconda della gravità dell'intervento e delle condizioni del bambino, potrebbe essere necessario il trasferimento in un'unità di terapia intensiva pediatrica (PICU).

La comunicazione tra i team è essenziale per garantire una transizione senza intoppi.

Sorveglianza PICU :

Apparecchiature di monitoraggio continuo: nella PICU, le apparecchiature specializzate monitorano continuamente le condizioni del bambino, fornendo una panoramica delle funzioni vitali.

Gestione del dolore: la valutazione regolare del dolore è fondamentale. L'uso di antidolorifici, analgesici e tecniche non farmacologiche viene adattato a ciascun bambino.

Potenziali complicazioni :

Le prime ore dopo l'intervento sono critiche. Gli infermieri devono essere attenti a qualsiasi segno di emorragia, infezione, distress respiratorio o reazioni avverse ai farmaci.

Supporto alla respirazione :

Alcuni bambini possono richiedere assistenza respiratoria, con ossigeno supplementare o ventilazione meccanica.

Nutrizione e idratazione :

La reintroduzione di liquidi e cibo deve essere graduale e monitorata, tenendo conto del tipo di intervento chirurgico eseguito e delle condizioni del bambino.

Comunicazione con la famiglia :

I genitori o i tutori sono spesso ansiosi e hanno bisogno di informazioni regolari sulle condizioni del loro bambino. Una comunicazione aperta ed empatica è essenziale.

Preparazione al trasferimento in un'unità di cura regolare:

Quando il bambino inizia a stabilizzarsi, iniziano i preparativi per il trasferimento in un'unità meno intensiva. Questa transizione deve essere fluida, con un passaggio di consegne completo tra i team medici.

Il monitoraggio intensivo post-operatorio è un lavoro di squadra. Ogni professionista, che sia infermiere, medico, anestesista o altro, svolge un ruolo chiave nel garantire che il bambino non solo sia al sicuro, ma anche a suo agio e ben assistito dopo l'intervento.

Importanza fisioterapia post-operatoria

La fisioterapia svolge un ruolo fondamentale nel recupero post-operatorio dei pazienti, e questo è particolarmente vero per i bambini. I corpi giovani sono in crescita e hanno una notevole capacità di guarigione, ma richiedono anche un'attenzione e una gestione specifiche per garantire un recupero ottimale. La fisioterapia post-operatoria pediatrica mira ad accelerare il recupero, a ripristinare la funzionalità e a ridurre al minimo le complicazioni.

Riduzione del dolore e del disagio:
Le tecniche di fisioterapia, come la mobilizzazione delicata o la terapia del freddo, possono aiutare a ridurre il dolore e il gonfiore post-operatorio, migliorando la circolazione sanguigna intorno all'area operata.

Prevenzione delle complicanze respiratorie :
Dopo un intervento chirurgico, soprattutto se toracico o addominale, può esserci il rischio di congestione polmonare o atelettasia. I fisioterapisti insegnano ai bambini la respirazione profonda e le tecniche di tosse produttiva per mantenere i polmoni liberi.

Ottimizzare la mobilità :
La mobilizzazione precoce dopo l'intervento chirurgico può prevenire molte complicazioni, come coaguli di sangue, perdita di massa muscolare e anchilosi articolare. La fisioterapia aiuta a ripristinare la mobilità e la forza muscolare del bambino.

Riabilitazione specifica per la chirurgia :
Per operazioni come la chirurgia spinale o gli interventi ortopedici, sono necessari protocolli di riabilitazione specifici per garantire che il bambino recuperi una funzionalità ottimale senza compromettere i risultati chirurgici.

Supporto emotivo e motivazione :
La guarigione è tanto mentale quanto fisica. I fisioterapisti spesso agiscono come allenatori motivazionali, incoraggiando i bambini a eccellere, a fissare obiettivi e a celebrare i loro progressi.

Educare i genitori e gli assistenti:
L'assistenza non si ferma quando il bambino lascia l'ospedale. I fisioterapisti istruiscono i genitori su

come sostenere il recupero del bambino a casa, insegnando loro esercizi specifici, tecniche di mobilizzazione e consigli per alleviare il dolore.

Monitoraggio a lungo termine :

Alcuni bambini possono aver bisogno di fisioterapia per diversi mesi o anni dopo l'intervento, soprattutto se hanno condizioni croniche o disabilità.

La fisioterapia post-operatoria è una parte essenziale del continuum di cure nella chirurgia pediatrica. Non solo garantisce un recupero rapido e completo, ma assicura anche che i bambini riacquistino la migliore qualità di vita possibile dopo l'intervento.

Capitolo 22

GESTIONE DELLA SITUAZIONE EMERGENZE NON CHIRURGICHE

Riconoscere e gestire reazioni allergiche

Le reazioni allergiche, sebbene rare, possono verificarsi in qualsiasi momento durante il percorso chirurgico del bambino, sia a causa di un farmaco, di un prodotto utilizzato durante l'intervento o anche di un elemento presente nell'ambiente ospedaliero. Queste reazioni possono variare in gravità, da lievi eruzioni cutanee a reazioni anafilattiche pericolose per la vita. Il riconoscimento precoce e la gestione efficace di queste reazioni sono essenziali per garantire la sicurezza e il benessere del bambino.

- Segni di reazioni allergiche:
    - **Reazioni cutanee**: orticaria, eritema, prurito o gonfiore.
    - **Problemi respiratori**: respiro affannoso, tosse, respiro corto o sensazione di oppressione al petto.
    - **Problemi cardiovascolari**: palpitazioni, ipotensione o perdita di coscienza.
    - **Sintomi gastrointestinali**: nausea, vomito o diarrea.
    - **Altro**: vertigini, mal di testa o crampi addominali.
- Identificazione della causa:
    È fondamentale identificare rapidamente la causa della reazione per evitare un'ulteriore esposizione. La storia medica del bambino, i farmaci recenti e le sostanze con cui è entrato in contatto possono fornire indizi.
- Trattamento iniziale:
    - **Interrompere l'agente responsabile**: se un farmaco viene identificato come causa, deve essere interrotto immediatamente.

Assicurare le vie aeree: nei casi gravi, può essere necessario somministrare ossigeno o eseguire l'intubazione.

Somministrazione di adrenalina: in caso di anafilassi, l'adrenalina è il trattamento di scelta e deve essere somministrata senza indugio.

Altri farmaci: a seconda dei sintomi, possono essere somministrati antistaminici, corticosteroidi e broncodilatatori.

Monitoraggio continuo:

Una volta trattata la reazione, è essenziale monitorare il bambino per diverse ore, per assicurarsi che non ci siano sintomi ricorrenti.

Educazione e prevenzione:

Informare la famiglia sulla reazione allergica è fondamentale. Devono sapere come riconoscere i segni di una reazione futura e cosa fare in caso di nuova esposizione. Si possono prendere in considerazione test allergologici per identificare con precisione gli allergeni responsabili.

Comunicazione con il team:

Informare l'intera équipe medica e chirurgica della reazione allergica aiuta ad aggiornare la cartella clinica del bambino e a garantire un migliore coordinamento delle cure future.

Il riconoscimento rapido e la gestione efficace delle reazioni allergiche possono fare la differenza tra un esito benigno e una situazione potenzialmente pericolosa per la vita. Gli infermieri di chirurgia pediatrica, dotati delle conoscenze e della formazione adeguate, sono spesso i primi a identificare e a rispondere a queste situazioni di emergenza, sottolineando il loro ruolo essenziale per la sicurezza e il benessere dei bambini.

Bambini con esigenze mediche specifiche (ad esempio, diabete)

Quando si tratta di assistere i bambini che necessitano di un intervento chirurgico, la presenza di malattie croniche come il diabete può complicare la gestione. Il diabete, caratterizzato da iperglicemia cronica dovuta alla mancanza di insulina (tipo 1) o alla resistenza all'insulina (tipo 2), richiede un'attenzione particolare durante il processo chirurgico.

Valutazione preoperatoria:
> **Storia del diabete**: da quanto tempo è stato diagnosticato al bambino? Qual è il regime terapeutico attuale?
>
> **Controllo glicemico**: la valutazione dei livelli recenti di glucosio nel sangue, comprese le misurazioni di HbA1c, fornirà un'indicazione del controllo glicemico a lungo termine.
>
> **Presenza di complicazioni**: devono essere valutate la neuropatia, la nefropatia e i problemi cardiaci.

Gestione del glucosio in fase perioperatoria:
> **Digiuno preoperatorio**: i bambini con diabete devono spesso digiunare prima dell'intervento, il che può causare problemi di glicemia. Potrebbe essere necessario modificare la dose di insulina e la dieta.
>
> **Monitoraggio attento**: la glicemia deve essere monitorata frequentemente prima, durante e dopo l'intervento, per individuare e trattare eventuali squilibri.

Terapia farmacologica e insulinica:
> **Aggiustamenti del dosaggio**: l'insulina e altri farmaci antidiabetici possono dover essere regolati in base al tipo di intervento e alle condizioni del bambino.

Pompa di insulina: se il bambino utilizza una pompa, le impostazioni possono essere modificate o, in alcuni casi, la pompa può essere temporaneamente rimossa.

Rischi specifici:

Ipoglicemia: un rischio importante che può verificarsi, soprattutto se il bambino è a digiuno o se la dose di insulina non viene regolata correttamente.

Iperglicemia: lo stress dell'intervento chirurgico può aumentare i livelli di zucchero nel sangue.

Complicazioni della malattia: i bambini con complicazioni legate al diabete possono essere più sensibili a determinate procedure o anestesie.

Recupero e istruzione:

Monitoraggio post-operatorio: il monitoraggio del glucosio deve continuare dopo l'intervento, soprattutto durante il recupero iniziale.

Educazione: I genitori e il bambino devono essere istruiti sulla gestione del diabete post-operatorio, sui segnali di allarme da osservare e su quando consultare un professionista sanitario.

Comunicazione e collaborazione:

L'équipe chirurgica deve lavorare a stretto contatto con l'endocrinologo o il diabetologo del bambino per garantire un'assistenza ottimale.

Per l'infermiere di chirurgia pediatrica, la comprensione del diabete e delle sue implicazioni nel contesto chirurgico è essenziale. Questi bambini, con le loro esigenze mediche specifiche, richiedono un'attenzione speciale, competenza e compassione per garantire la loro sicurezza e il loro benessere durante il percorso chirurgico.

Emergenze respiratorie
e cardiovascolare

La chirurgia pediatrica, come la medicina pediatrica, affronta sfide uniche a causa delle specificità anatomiche, fisiologiche e di sviluppo dei bambini. Nel periodo perioperatorio, i bambini possono presentare emergenze che richiedono un intervento rapido, in particolare complicazioni respiratorie e cardiovascolari. Una gestione efficace di queste emergenze è essenziale per garantire risultati positivi.

1. Emergenze respiratorie :
   - **Ostruzione delle vie aeree:** più comune nei bambini piccoli, perché le loro vie aeree sono proporzionalmente più strette. La causa può essere anatomica (corpo estraneo, edema) o funzionale (spasmo laringeo, broncospasmo).
   - **Insufficienza respiratoria:** è caratterizzata da ipossia (diminuzione dell'ossigeno nel sangue) e ipercapnia (aumento dell'anidride carbonica). Può derivare da polmonite, atelettasia post-operatoria o altre patologie polmonari.
   - **Pneumotorace:** l'aria si accumula nella cavità pleurica, comprimendo il polmone. Questo può derivare da una lesione chirurgica, dalla ventilazione meccanica o da un trauma.
2. Emergenze cardiovascolari:
   - **Shock:** una condizione di pericolo di vita in cui il corpo non è adeguatamente perfuso. Può essere dovuto a una perdita di sangue (shock emorragico), a una grave reazione allergica (shock anafilattico) o a una grave infezione (shock settico).
   - **Arresto cardiaco:** una situazione in cui il cuore smette di battere in modo efficace. Nei bambini, l'arresto cardiaco è spesso preceduto da un periodo di insufficienza respiratoria.

Disturbi del ritmo: i bambini possono sviluppare aritmie, come tachicardia o bradicardia, che richiedono un intervento rapido.

3. Interventi infermieristici :

Valutazione rapida: Il riconoscimento precoce dei segni e dei sintomi è essenziale. I parametri vitali, la saturazione di ossigeno e la coscienza devono essere monitorati regolarmente.

Intervento immediato: in caso di distress respiratorio, è essenziale garantire la pervietà delle vie aeree, attraverso un posizionamento ottimale, l'aspirazione o l'intubazione. Per le emergenze cardiovascolari, questo potrebbe comportare la rianimazione cardiopolmonare, la somministrazione di farmaci o altri interventi specifici.

Collaborazione: lavorare a stretto contatto con l'anestesista, il chirurgo e gli altri membri del team medico è fondamentale.

Educazione e prevenzione: educare i genitori sui segnali di allarme da osservare quando tornano a casa e rafforzare l'importanza del follow-up post-operatorio.

In generale, le emergenze respiratorie e cardiovascolari in chirurgia pediatrica richiedono una valutazione rapida, un intervento efficace e una stretta collaborazione con l'équipe medica. L'infermiera chirurgica pediatrica svolge un ruolo cruciale nella gestione di queste emergenze, garantendo la sicurezza e il benessere del bambino durante il processo chirurgico.

Capitolo 23

RITORNO ALLA COMUNITÀ E IL MONITORAGGIO A LUNGO TERMINE

Follow-up medico e chirurgico dopo la dimissione

Il periodo successivo all'intervento chirurgico su un bambino è cruciale quanto l'intervento stesso. Svolge un ruolo decisivo per il successo dell'operazione e la prevenzione delle complicanze. Il follow-up post-operatorio deve essere sia medico, per valutare lo stato di salute del bambino, sia chirurgico, per assicurarsi che l'area operata stia progredendo bene.

1. La prima consultazione post-operatoria:
In genere viene programmato alcuni giorni o settimane dopo la dimissione dall'ospedale. Viene utilizzato per valutare :

- Guarigione: lo stato della ferita, l'assenza di infezioni o complicazioni.
- Recupero funzionale: per esempio, dopo un intervento chirurgico ortopedico, il bambino può camminare o muoversi correttamente?
- Dolore: viene gestito in modo efficace? Il trattamento antidolorifico è appropriato?

2. Monitoraggio a medio e lungo termine:
Alcuni bambini richiedono un monitoraggio regolare per diversi mesi o addirittura anni, soprattutto in caso di malformazioni congenite o patologie croniche. Questo monitoraggio ci permette di:

- Assicurare la crescita e lo sviluppo normale del bambino.
- Identificare rapidamente eventuali complicazioni o ricadute.
- Adattare il trattamento o lo stile di vita del bambino in base ai progressi della sua patologia o dell'intervento chirurgico.

3. Collaborazione con altri specialisti:
A seconda della natura dell'intervento, il bambino potrebbe aver bisogno di vedere altri specialisti, come fisioterapisti,

nutrizionisti o logopedisti. Questi specialisti contribuiranno alla rieducazione e alla riabilitazione del bambino.

4. Educazione e supporto dei genitori:

I genitori svolgono un ruolo centrale nel successo dell'assistenza post-operatoria. Devono essere informati dei segnali di allarme, delle cure da prestare a casa e delle modalità di somministrazione dei farmaci. Le loro ansie e preoccupazioni devono essere prese in considerazione e gestite con attenzione.

5. Il ruolo dell'infermiere nella chirurgia pediatrica:

Oltre alle consultazioni mediche, gli infermieri svolgono un ruolo essenziale nel follow-up post-operatorio:

- Può essere il primo punto di contatto per qualsiasi preoccupazione o problema.
- Fornisce istruzione e supporto ai genitori.
- Monitora lo stato di salute del bambino, in particolare attraverso visite a domicilio o telefonate.

Il follow-up medico e chirurgico dopo un intervento è essenziale per garantire il benessere del bambino e il successo dell'operazione. Sostegno, educazione e vigilanza sono le parole d'ordine di questo periodo post-operatorio. La stretta collaborazione tra medici, infermieri e famiglia è la chiave per fornire al bambino la migliore assistenza possibile.

Reinserimento scolastico e sociale dopo un intervento chirurgico importante

L'intervento chirurgico è un evento traumatico per un bambino, sia fisicamente che psicologicamente. La fase che segue, quella del reinserimento nella vita quotidiana, è quindi fondamentale. Questa fase riguarda non solo il ritorno a scuola del bambino, ma anche la sua capacità di trovare il suo posto tra i coetanei, nelle attività extrascolastiche e nella vita sociale in generale.

1. Prepararsi a tornare a scuola :
Prima di tornare in classe, è fondamentale spiegare al bambino cosa accadrà, come potrebbe sentirsi e come affrontare eventuali difficoltà. L'obiettivo è ridurre al minimo l'ansia e aumentare la fiducia.

- **Comunicazione con la scuola: gli** insegnanti e il personale scolastico devono essere informati della situazione medica del bambino, di eventuali limitazioni e di esigenze specifiche.
- **Adattamenti scolastici:** potrebbero essere necessari degli adattamenti, come una sedia speciale, pause extra o supporto didattico.

2. Gestire le reazioni dei colleghi:
I bambini possono temere la reazione dei loro coetanei, sotto forma di domande, sguardi o prese in giro.

- **Preparazione psicologica: le** sedute con uno psicologo possono aiutare i bambini ad anticipare e gestire queste reazioni.
- **Sessioni informative: con** l'accordo del bambino e dei suoi genitori, si può organizzare una sessione informativa a scuola per spiegare la situazione agli altri alunni, promuovendo così la comprensione e l'empatia.

3. Reintegrazione delle attività extrascolastiche:
Che si tratti di sport, musica o arte, tornare a praticare un'attività preferita può aiutare molto i bambini a ritrovare la fiducia in se stessi e a sentirsi di nuovo 'normali'.

- **Valutazione medica:** alcuni sport o attività possono richiedere l'approvazione di un medico.
- **Adattamento graduale:** spesso è meglio iniziare lentamente e aumentare gradualmente l'intensità o la durata dell'attività.

4. Supporto emotivo e sociale:
La famiglia svolge un ruolo centrale, ma anche altre fonti di sostegno possono essere utili:

- **Gruppi di sostegno:** incontrare altri bambini che hanno vissuto esperienze simili può essere utile.

Terapia: un professionista può aiutare i bambini a elaborare le loro emozioni e a sviluppare strategie di coping.

5. Monitoraggio continuo:

Il ritorno alla vita normale non significa la fine del monitoraggio medico. È essenziale monitorare il bambino per individuare precocemente eventuali problemi fisici o emotivi.

Il reinserimento a scuola e nella società dopo un intervento chirurgico maggiore è un processo complesso che richiede la collaborazione del bambino, della sua famiglia, degli operatori sanitari e della scuola. Ogni bambino è unico, e così sarà il suo percorso di reinserimento. Tuttavia, con il giusto supporto e una comunicazione aperta, la maggior parte dei bambini può trovare il proprio posto nella comunità e continuare a prosperare.

Il ruolo delle associazioni e gruppi di sostegno

Il percorso medico e chirurgico di un bambino è costellato di sfide, emozioni e incertezze. Le associazioni e i gruppi di sostegno svolgono un ruolo fondamentale in questo percorso, fornendo aiuto, ascolto e consigli. Il loro impatto va ben oltre la dimensione medica, toccando gli aspetti emotivi, sociali e pratici della vita delle famiglie e dei bambini interessati.

1. Un rifugio emotivo:

Le associazioni e i gruppi di sostegno spesso offrono uno spazio in cui genitori e figli possono esprimere le loro paure, speranze, frustrazioni e successi.

Ascolto attivo: la condivisione con altre persone che stanno vivendo o hanno vissuto una situazione simile offre un senso di comprensione profondo e genuino.

Supporto psicologico: molti gruppi offrono accesso a psicologi o a sessioni di terapia di gruppo.

2. Una fonte di informazioni:

Quando si deve affrontare una malattia o un intervento chirurgico, l'informazione è fondamentale.

Workshop e seminari: queste sessioni, spesso organizzate da esperti, forniscono informazioni aggiornate su trattamenti, tecniche chirurgiche e nuove ricerche.

Documentazione: le associazioni spesso forniscono opuscoli, libri o video educativi su misura per i bambini e i genitori.

3. Aiuto pratico :

Il percorso medico può avere importanti implicazioni pratiche per le famiglie.

Assistenza finanziaria: alcune associazioni possono offrire aiuto per le spese mediche o di viaggio.

Alloggio: Per le famiglie che devono viaggiare lontano da casa per un intervento, alcune associazioni offrono soluzioni di alloggio.

4. Avvocatura e sensibilizzazione:

Questi gruppi spesso svolgono un ruolo attivo nella difesa dei diritti dei pazienti e nella sensibilizzazione dell'opinione pubblica.

Campagne di sensibilizzazione: hanno lo scopo di informare il pubblico in generale su determinate malattie o condizioni.

Lobbying: alcune associazioni si battono per il finanziamento della ricerca, per il miglioramento delle cure o per il riconoscimento dei diritti dei pazienti.

5. Una rete sociale per i bambini :

Anche i bambini traggono grande beneficio da queste associazioni, trovando spesso amici che comprendono la loro situazione.

Attività e campi: eventi speciali in cui i bambini possono incontrarsi e condividere rafforzano il loro senso di appartenenza.

Programmi di mentoring: I bambini più grandi o gli adulti con esperienze simili possono guidare e sostenere i bambini più piccoli.

Le associazioni e i gruppi di sostegno sono un collegamento essenziale nella rete di assistenza ai bambini e alle loro famiglie. Offrono molto più che un sostegno: forniscono una comunità. Nel mondo spesso intimidatorio e incerto della medicina, questi gruppi sono un'ancora di salvezza per molte famiglie, dando loro gli strumenti, la forza e la speranza di cui hanno bisogno per navigare in queste acque turbolente.

Capitolo 24

ETICA IN CHIRURGIA PEDIATRICA

Dilemmi etici comuni

Nella chirurgia pediatrica, come in altre aree della medicina, gli operatori sanitari si trovano spesso di fronte a dilemmi etici. Queste situazioni spesso complesse coinvolgono non solo i principi medici, ma anche i valori morali, le convinzioni culturali e i diritti dei pazienti.

1. L'autonomia del paziente rispetto al ruolo protettivo dei genitori:
I bambini possono prendere decisioni sulla propria salute? Fino a che punto i genitori possono decidere per loro? E cosa succede quando il bambino e i genitori non sono d'accordo?

   Consenso informato: l'importanza di fornire informazioni complete, assicurandosi che il bambino e i genitori le comprendano.

   Rifiuto del trattamento: come affrontare le situazioni in cui i genitori rifiutano un trattamento potenzialmente salvavita per il proprio figlio a causa di convinzioni religiose o personali.

2. Fine della vita e decisioni di limitare o interrompere il trattamento:
Le decisioni di fine vita sono tra le più difficili nella chirurgia pediatrica.

   Decidere quando: come si determina quando è opportuno terminare i trattamenti curativi e passare alle cure palliative?

   Coinvolgimento dei genitori: Quanto dovrebbero essere coinvolti i genitori in queste decisioni e cosa dovrebbero fare se non sono d'accordo?

3. Razionamento delle risorse ed equità :
Le risorse mediche non sono illimitate. Come possiamo decidere come distribuire queste risorse, in particolare in termini di accesso alla chirurgia o a determinati trattamenti?

Liste d'attesa: Come si dà la priorità agli interventi chirurgici quando la domanda supera l'offerta?

Accesso a trattamenti innovativi : Come si decide chi deve beneficiare di nuovi trattamenti o tecniche chirurgiche, che spesso sono costosi e limitati?

4. Ricerca e studi clinici:

La partecipazione dei bambini alla ricerca è essenziale per il progresso medico. Ma come possiamo garantire la loro sicurezza e il loro benessere?

Consenso: come si ottiene il consenso informato per un bambino che partecipa alla ricerca?

Bilanciare benefici e rischi: come possiamo garantire che i potenziali benefici della partecipazione alla ricerca siano superiori ai rischi che comporta?

5. Riservatezza e privacy :

Proteggere la privacy dei bambini e allo stesso tempo garantire la loro sicurezza può essere una sfida.

Diritti degli adolescenti : Come si può gestire la riservatezza per gli adolescenti che desiderano mantenere privati alcuni aspetti della loro salute, anche dai genitori?

Situazioni di pericolo: cosa deve fare se sospetta che suo figlio sia in pericolo o venga maltrattato in casa?

I dilemmi etici nella chirurgia pediatrica non sono semplicemente sfide teoriche. Hanno un impatto profondo e tangibile sulla vita dei pazienti, delle famiglie e degli operatori sanitari. Navigare in queste acque agitate richiede una solida formazione etica, una comunicazione trasparente e aperta e una riflessione costante sui valori e sui principi che guidano la medicina.

La fine della vita e decisioni di ritirare il trattamento

La fine della vita di un bambino è un momento profondamente toccante e delicato. Il dolore emotivo può essere insormontabile e il peso delle decisioni da prendere può sembrare schiacciante per tutte le persone coinvolte. Nella chirurgia pediatrica, ci sono molte questioni etiche, emotive e mediche legate al ritiro o alla limitazione dei trattamenti curativi.

1. Complessità emotiva :
La morte di un bambino è, per molti, controintuitiva rispetto al corso naturale della vita. Il dolore dei genitori, dei fratelli e anche degli operatori sanitari può essere intensificato da questa percezione.

L'importanza di anticipare il lutto: questo permette alle famiglie e ai team di assistenza di prepararsi alla perdita imminente.

Supporto psicologico: la presenza di un'équipe multidisciplinare, compresi psicologi e assistenti sociali, è essenziale per sostenere la famiglia in questo processo.

2. Considerazioni etiche:
La decisione di ritirare o limitare un trattamento si basa su un'attenta valutazione dei benefici e dei rischi, sia medici che etici.

Il principio di non necessità: dobbiamo continuare un trattamento che potrebbe prolungare la sofferenza senza migliorare significativamente la qualità della vita?

Rispetto dell'autonomia: in che misura un bambino è in grado di esprimere i propri desideri riguardo alla fine della vita e come possono essere rispettati?

3. Decisioni mediche :
È fondamentale valutare la traiettoria clinica del bambino e le opzioni di trattamento disponibili.

- **Consultazioni collegiali:** un approccio multidisciplinare riunisce una serie di competenze per valutare la situazione.
- **L'importanza della comunicazione:** i team medici devono sforzarsi di comunicare in modo chiaro e compassionevole con la famiglia, spiegando le ragioni mediche alla base delle raccomandazioni.

4. Il processo di ritiro dal trattamento:

Se si decide di ritirare un trattamento curativo, il processo deve essere affrontato con immensa sensibilità e umanità.

- **Cure palliative:** assicurarsi che il bambino sia comodo e non soffra.
- **Sostegno alla famiglia:** dare alle famiglie il tempo e lo spazio per dire addio a modo loro.

5. Dopo la morte :

L'assistenza non si ferma quando il bambino muore.

- **Supporto al lutto:** le famiglie possono avere bisogno di un supporto psicologico per affrontare la perdita.
- **Debriefing con l'équipe medica:** anche il personale sanitario può avere bisogno di uno spazio per esprimere le proprie emozioni e imparare dall'esperienza.

La fine della vita nella chirurgia pediatrica è un'area in cui la medicina incontra l'umanità in modo profondo. Ogni decisione deve essere presa con grande riflessione, immensa compassione e profondo rispetto per la vita e la dignità di ogni bambino.

Casi speciali:
interventi su gemelli congiunti, procedure su richiesta dei genitori, ecc.

Sebbene la chirurgia pediatrica sia orientata alle esigenze specifiche dei bambini, a volte si trova ad affrontare situazioni eccezionali. Questi scenari mettono alla prova non solo le competenze tecniche e mediche del chirurgo, ma anche il suo giudizio etico.

1. Intervento chirurgico su gemelli congiunti :
I gemelli congiunti, talvolta chiamati "gemelli siamesi", nascono fisicamente uniti. Sebbene siano rari, la loro separazione chirurgica pone notevoli sfide.
- **Valutazione medica:** ogni caso è unico. È necessaria un'attenta valutazione per determinare la fattibilità e i rischi associati alla separazione.
- **Considerazioni etiche:** quando la separazione mette a rischio la vita di uno o di entrambi i gemelli, o se potrebbe comportare una riduzione significativa della qualità di vita, la decisione diventa più complessa.
- **Preparazione psicologica: sia** i genitori che l'équipe medica devono essere preparati a tutti i possibili esiti.

2. Procedure su richiesta dei genitori:
In alcuni casi, i genitori possono richiedere un intervento chirurgico per motivi non medici, come procedure estetiche o culturali.
- **Interventi culturali:** procedure come la circoncisione sono comuni in alcune culture, ma possono sollevare questioni etiche in altri contesti.
- **Chirurgia estetica: le** richieste di interventi come l'otoplastica (correzione delle orecchie sporgenti) nei bambini devono essere valutate attentamente, tenendo conto del benessere psicologico del bambino.

3. Intervento chirurgico senza beneficio medico diretto :
Situazioni come il prelievo di organi da un bambino sano per salvare un fratello o una sorella richiedono un'attenta considerazione.
- **Benefici vs. rischi:** sebbene la procedura possa salvare la vita di un altro bambino, espone il bambino donatore a dei rischi.

Consenso informato: come possiamo assicurarci che il bambino donatore, a seconda della sua età, comprenda e accetti la procedura?

4. Rifiuto del trattamento basato su convinzioni religiose o culturali:

A volte i genitori possono rifiutare un trattamento chirurgico necessario per il proprio figlio a causa di convinzioni profondamente radicate.

- **Rispetto delle convinzioni:** sebbene il rispetto delle convinzioni dei genitori sia fondamentale, si deve tenere conto anche del benessere e dei diritti del bambino.

- **Legislazione e intervento legale:** in alcune giurisdizioni, l'intervento medico può essere imposto al di là delle obiezioni dei genitori, se è ritenuto necessario per salvare la vita del bambino.

I casi speciali di chirurgia pediatrica richiedono non solo competenze mediche, ma anche la capacità di navigare in un terreno etico delicato. In ogni situazione, l'interesse del bambino deve essere sempre al centro delle decisioni prese.

Capitolo 25

CURE PALLIATIVE IN CHIRURGIA PEDIATRICA

Introduzione cure palliative pediatriche

Nel complesso mondo della medicina pediatrica, le cure palliative stanno emergendo come una specialità dedicata al miglioramento della qualità di vita dei bambini con malattie potenzialmente letali. Contrariamente a quanto si crede, le cure palliative non si limitano agli ultimi momenti della vita, ma comprendono un approccio olistico che mira ad alleviare il dolore e altri sintomi, a fornire un sostegno psicologico al bambino e alla sua famiglia e a garantire che ogni momento sia importante, qualunque sia l'esito della malattia.

1. Definizione di cure palliative pediatriche:
Le cure palliative pediatriche sono definite come un'assistenza completa incentrata sul comfort e sul benessere del bambino. Non si concentra esclusivamente sulla fine della vita, ma può essere introdotta in qualsiasi fase della malattia, a volte già dalla diagnosi.

2. Distinta dall'assistenza agli adulti:
Sebbene condivida i principi comuni con le cure palliative per adulti, la versione pediatrica ha le sue caratteristiche specifiche. I bambini non sono "piccoli adulti". Le loro esigenze, la loro comprensione della malattia e della morte e le loro reazioni al dolore e all'angoscia variano a seconda dell'età e dello sviluppo.

3. Dolore nei bambini :
La gestione del dolore è un elemento centrale delle cure palliative pediatriche. I bambini esprimono il dolore in modo diverso ed è essenziale che gli operatori sanitari riconoscano e trattino questo dolore in modo efficace, sia esso fisico, emotivo o psicologico.

4. La dimensione psicosociale:
Di fronte alla malattia grave di un bambino, le famiglie attraversano una tempesta di emozioni. Le cure palliative pediatriche si fanno un punto d'onore di sostenere non solo il bambino, ma anche la famiglia, offrendo supporto psicologico, consigli e talvolta anche sostegno spirituale.

5. L'importanza della comunicazione:
Parlare con un bambino di malattia, dolore o morte è un'arte delicata. L'équipe di cure palliative pediatriche lavora per stabilire una comunicazione aperta e onesta, adatta all'età e alla maturità del bambino.

Le cure palliative pediatriche sono un approccio inclusivo che riconosce l'unicità di ogni bambino e della sua famiglia. Cerca di portare conforto, sollievo e una migliore qualità di vita, celebrando ogni momento, ogni risata, ogni lacrima, e assicurando che ogni bambino, qualunque sia la sua condizione, sia trattato con dignità, amore e rispetto.

Gestione del dolore e del comfort

Il dolore è un'esperienza complessa e soggettiva. Nei bambini, la gestione del dolore è una delle principali preoccupazioni per gli assistenti, in particolare nella chirurgia pediatrica. Garantire il comfort dei piccoli pazienti non è solo una questione di benessere, ma è anche essenziale per il loro recupero e lo sviluppo generale.

1. Valutazione del dolore nei bambini:
La valutazione del dolore nei bambini è di per sé una sfida. A seconda dell'età e dello sviluppo, i bambini non esprimono il dolore nello stesso modo degli adulti. Gli operatori sanitari utilizzano vari strumenti e scale adattati all'età del bambino per valutare il dolore in modo obiettivo.

2. Principi di farmacologia del dolore :

La gestione farmacologica del dolore è adattata alla fisiologia del bambino. Le dosi, la frequenza e il tipo di farmaci sono regolati in base all'età, al peso e allo stato di salute generale del bambino. Dall'analgesia agli oppioidi, la scelta viene fatta con precisione.

3. Tecniche non farmacologiche:

I metodi non farmacologici svolgono un ruolo essenziale nella gestione del dolore. Distrazione, giochi, musicoterapia, tecniche di rilassamento e interventi psicologici sono tutti strumenti che, combinati con i farmaci, possono offrire un sollievo significativo.

4. Gestione del dolore cronico:

Alcuni bambini possono soffrire di dolore persistente dopo un intervento chirurgico. Riconoscere e gestire questo dolore cronico è fondamentale per evitare complicazioni a lungo termine, sia fisiche che psicologiche.

5. Il ruolo cruciale dei genitori:

I genitori, in quanto primi osservatori e protettori del bambino, svolgono un ruolo chiave nella gestione del dolore. La loro partecipazione attiva, la loro formazione e il loro sostegno sono essenziali per garantire il comfort del bambino.

6. Sfide specifiche nella chirurgia pediatrica:

A causa della sua natura invasiva, l'intervento chirurgico è spesso associato al dolore post-operatorio. L'équipe medica deve prestare particolare attenzione alla gestione di questo dolore, per garantire un recupero rapido e minimizzare il trauma.

La gestione del dolore e il comfort sono al centro della chirurgia pediatrica. Al di là delle tecniche e dei farmaci, si tratta di un approccio globale, una filosofia incentrata sul bambino e sulla sua famiglia. Garantendo il sollievo dal dolore, le infermiere danno al bambino la possibilità di recuperare nelle migliori condizioni possibili, per crescere e svilupparsi al meglio.

Sostegno alle famiglie di malati terminali

Quando un bambino è malato terminale, l'intera famiglia è immersa in un mare di emozioni, dubbi e dolore. Il momento presente si carica di significato e ogni momento condiviso diventa inestimabile. In questo contesto doloroso, la missione degli operatori sanitari è quella di fornire un supporto medico, emotivo e spirituale al bambino e alla sua famiglia.

1. Riconoscere e convalidare le emozioni :
Ogni membro della famiglia vivrà questo periodo in modo unico. Tristezza, rabbia, negazione, sentimenti di ingiustizia... tutte queste emozioni sono legittime e richiedono riconoscimento e convalida. I team di assistenza si sforzano di creare uno spazio per consentire a ciascun membro della famiglia di esprimere i propri sentimenti e di comprenderli.

2. Assistenza medica e comfort per il bambino:
L'obiettivo principale nella fase terminale non è più la guarigione, ma il benessere del bambino. I trattamenti vengono riadattati per garantire il massimo comfort possibile, ridurre il dolore e consentire al bambino di vivere i suoi ultimi momenti con dignità.

3. Guida spirituale e rituali:
Qualunque sia il loro credo o la loro religione, le famiglie possono avere bisogno di un sostegno spirituale. I cappellani, i consulenti spirituali o i terapeuti possono aiutare le famiglie a trovare un significato, a svolgere rituali o a preparare gli addii.

4. Prepararsi al lutto :
Il lutto inizia molto prima della perdita effettiva della persona amata. I professionisti sostengono la famiglia in questo processo di lutto anticipato, aiutandola a pensare al futuro, a prepararsi emotivamente e a trovare le risorse per affrontare la perdita.

5. Ricordi e momenti condivisi:
Iniziative semplici come la creazione di album fotografici o la registrazione di voci o video possono aiutare la famiglia a immortalare i momenti trascorsi con il proprio figlio. Questi ricordi sono preziosi per onorare la memoria del bambino e trovare conforto nei giorni bui a venire.

6. Risorse e gruppi di supporto:
È fondamentale indirizzare le famiglie a risorse esterne, come gruppi di sostegno, terapie per il lutto o organizzazioni specializzate. Queste strutture offrono un ambiente sicuro in cui condividere, scambiare idee e sentirsi meno soli di fronte al lutto.

Sostenere le famiglie di malati terminali è un atto di compassione, rispetto e ascolto. Mettendo il bambino e la sua famiglia al centro delle loro preoccupazioni, i team di assistenza consentono a tutti di vivere questa prova nelle migliori condizioni possibili, circondati da amore e gentilezza.

Capitolo 26

COMPLICAZIONI RARI MA GRAVI

Complicazioni anestetiche
specifico per la pediatria

Nonostante le somiglianze con l'anestesia degli adulti, l'anestesia pediatrica presenta sfide e complicazioni specifiche. Il metabolismo unico del bambino, la fisiologia in costante cambiamento e le peculiarità anatomiche richiedono una maggiore competenza e vigilanza da parte dell'anestesista. Diamo un'occhiata più da vicino a queste complicazioni specifiche della pediatria, per comprenderle e anticiparle meglio.

1. Vie respiratorie difficili :
I bambini, in particolare i neonati, hanno un'anatomia delle vie aeree diversa da quella degli adulti. La loro lingua è relativamente più grande e l'epiglottide è più corta e meno flessibile. Queste caratteristiche possono rendere l'intubazione più delicata.

2. Ipossiemia :
L'elevato tasso metabolico e la limitata capacità polmonare dei bambini significano che consumano più ossigeno e producono più anidride carbonica. Possono quindi diventare rapidamente ipossiemici, soprattutto in caso di apnea o di difficoltà di intubazione.

3. Ipotermia :
I bambini hanno una superficie corporea maggiore in rapporto al loro peso, il che li rende più sensibili alle variazioni di temperatura. Una sala operatoria fredda o un'operazione prolungata possono portare a una rapida ipotermia.

4. Bradicardia :
I bambini dipendono maggiormente dalla frequenza cardiaca per mantenere una gittata cardiaca adeguata.

L'uso di alcuni farmaci o lo stress possono portare alla bradicardia, che deve essere trattata tempestivamente.

5. Reazioni allergiche :
I bambini possono essere più suscettibili ad alcune allergie ai farmaci o a reazioni all'anestesia, come la sindrome di ipertermia maligna.

6. Tossicità del farmaco :
Il diverso metabolismo e lo sviluppo della funzione renale dei bambini possono renderli più vulnerabili alla tossicità di alcuni agenti anestetici.

7. Complicazioni post-operatorie :
Dopo un'operazione, i bambini possono soffrire di nausea, vomito o risveglio agitato, in parte a causa della maggiore sensibilità del loro sistema nervoso centrale.

La gestione dell'anestesia nei bambini richiede una formazione specifica e un'attenzione costante alle loro particolarità fisiologiche e anatomiche. Tuttavia, grazie ai progressi tecnologici e all'esperienza degli anestesisti pediatrici, la maggior parte delle complicazioni può essere anticipata e gestita, garantendo la sicurezza e il benessere dei pazienti più piccoli.

Rare sindromi post-chirurgiche

Nel mondo della chirurgia pediatrica, le complicanze post-operatorie più comuni, sebbene preoccupanti, sono spesso previste e gestite grazie alle competenze mediche attuali. Tuttavia, ci sono rare sindromi post-chirurgiche che, sebbene poco frequenti, richiedono una conoscenza approfondita e una rapida individuazione per garantire la sicurezza del bambino. Vediamo alcune di queste sindromi, che a volte rimangono un enigma per gli operatori sanitari.

1. Sindrome compartimentale addominale:
Dopo alcuni interventi chirurgici, un aumento della pressione all'interno dell'addome può compromettere la circolazione sanguigna e la funzione degli organi interni. Questa sindrome richiede un intervento immediato per evitare gravi complicazioni.

2. Sindrome di Lodge :
Simile alla sindrome compartimentale, ma solitamente localizzata negli arti. L'aumento della pressione in un compartimento muscolare può ostacolare la circolazione e danneggiare il muscolo e i nervi.

3. Sindrome da astinenza post-chirurgica:
Nei bambini che hanno assunto farmaci a lungo termine o una sedazione prolungata, la sospensione improvvisa di questi farmaci dopo l'intervento chirurgico può provocare sintomi come agitazione, tachicardia e tremori.

4. Sindrome da rilascio di istamina:
Si tratta di una reazione pseudo-allergica che può verificarsi in risposta ad alcuni farmaci o prodotti utilizzati durante l'intervento chirurgico. I sintomi assomigliano a una reazione allergica, ma senza il coinvolgimento del sistema immunitario.

5. Sindrome del dolore regionale complesso:
Dopo un intervento chirurgico, in particolare agli arti, alcuni bambini possono sviluppare un dolore sproporzionato rispetto all'operazione. Il dolore può essere accompagnato da cambiamenti nel colore della pelle o nella temperatura.

6. Sindrome da distress respiratorio post-pericardiotomia (PPDRS) :
Dopo un intervento chirurgico al cuore, alcuni bambini possono sviluppare un'infiammazione dei polmoni, con conseguente insufficienza respiratoria. I sintomi sono simili a quelli della polmonite, ma senza l'infezione sottostante.

Anche se queste rare sindromi post-chirurgiche possono sembrare preoccupanti, è essenziale ricordare che il personale medico è addestrato per individuarle e trattarle rapidamente. L'importanza del monitoraggio post-operatorio e della comunicazione con il team medico non può essere sottovalutata. Riconoscendo i sintomi precoci e intervenendo rapidamente, molti effetti avversi possono essere ridotti al minimo o evitati, garantendo il miglior risultato possibile per ogni giovane paziente.

Identificazione e trattamento precoci

Nel campo medico, e in particolare nella chirurgia pediatrica, l'adagio "il tempo è fondamentale" assume il suo pieno significato. A causa della loro fisiologia unica e della capacità limitata di verbalizzare i sintomi, i bambini spesso presentano delle sfide diagnostiche. L'identificazione precoce di complicazioni o patologie e la gestione tempestiva sono fondamentali per ottimizzare i risultati e ridurre al minimo le potenziali sequele.

1. Riconoscimento dei segni vitali atipici :
Nei bambini, anche piccole variazioni dei segni vitali possono essere il preludio di un problema maggiore. Una frequenza cardiaca elevata, ad esempio, può essere il primo segno di sepsi o emorragia.

2. Valutazione regolare:
I bambini possono deteriorarsi rapidamente. Un monitoraggio regolare, anche in assenza di sintomi evidenti, può aiutare a identificare le complicazioni prima che diventino critiche.

3. Ascolto attivo:
I bambini potrebbero non essere in grado di esprimere chiaramente i loro sintomi. Ascoltare attivamente i loro

disturbi e osservare il loro comportamento può fornire indizi preziosi.

4. Lavorare con i genitori:
I genitori conoscono meglio i loro figli. Se un genitore esprime preoccupazioni o nota un cambiamento nel comportamento del figlio, deve essere preso sul serio.

5. Uso della tecnologia:
Strumenti come l'ecografia point-of-care possono aiutare a identificare rapidamente problemi come ostruzioni o emorragie interne.

6. Formazione continua :
La medicina è in costante evoluzione. La formazione continua consente agli operatori sanitari di tenersi aggiornati sui più recenti metodi diagnostici e terapeutici.
7. Protocolli di emergenza:
Disporre di protocolli di emergenza e praticarli regolarmente può accelerare l'assistenza quando si verifica una situazione critica.

L'identificazione precoce dei problemi e la gestione tempestiva sono le pietre miliari di un trattamento di successo nella chirurgia pediatrica. Attraverso un attento monitoraggio, una formazione continua e una stretta collaborazione con i genitori, gli operatori sanitari possono garantire la migliore assistenza possibile ai loro piccoli pazienti.

Capitolo 27

ASPETTI AMBIENTALI SALA OPERATORIA

Ergonomia della sala operatoria

L'ergonomia, lo studio scientifico dell'interazione tra persone e sistemi, è essenziale nell'ambiente della sala operatoria (OR) per garantire la sicurezza, l'efficienza e il comfort sia dell'equipe chirurgica che del paziente. Nella chirurgia pediatrica, le sfumature specifiche di questa popolazione rendono l'ergonomia ancora più cruciale.

1. Design della stanza: le dimensioni e la disposizione della stanza devono consentire ai professionisti di muoversi agevolmente, pur ospitando le attrezzature necessarie. Le stanze devono essere adatte ai piccoli pazienti, con tavoli chirurgici e attrezzature regolabili.

2. Illuminazione: un'illuminazione adeguata è essenziale, poiché le strutture anatomiche dei bambini sono più piccole e richiedono una precisione chirurgica. Le luci chirurgiche regolabili e le lenti di ingrandimento possono contribuire a migliorare la visibilità.

3. Strumentazione: la chirurgia pediatrica richiede spesso strumenti più piccoli, progettati specificamente per la fisiologia dei bambini. La loro organizzazione e disposizione deve essere intuitiva per ridurre al minimo il tempo di ricerca durante l'operazione.

4. Monitor e schermi: posizionare gli schermi all'altezza e all'angolazione ottimali consente all'équipe chirurgica di monitorare facilmente i segni vitali del bambino e qualsiasi imaging necessario, senza affaticare i muscoli o creare disagio.

5. Posizionamento del paziente: L'immobilizzazione e il comfort del bambino sono fondamentali. I supporti e i cuscini devono essere disponibili e adattati alle diverse taglie e morfologie.

6. Spazio per l'anestesia: l'équipe di anestesia necessita di uno spazio dedicato, con accesso immediato alle vie aeree del bambino e a tutti i farmaci e le attrezzature essenziali.

7. Prevenzione della stanchezza: pavimenti adattati, sedie ergonomiche e la possibilità di fare pause regolari possono aiutare a prevenire la stanchezza del team, un fattore chiave per evitare errori.

8. Riduzione del rumore: Ridurre le distrazioni da rumore è essenziale per la concentrazione. L'acustica della sala operatoria può essere progettata per ridurre al minimo i rumori inutili.

L'ergonomia della sala operatoria gioca un ruolo cruciale nel successo della chirurgia pediatrica. Una progettazione e un'implementazione ponderate possono non solo migliorare l'efficienza e la sicurezza dell'operazione, ma anche salvaguardare la salute e il benessere dell'équipe chirurgica. In definitiva, l'obiettivo è fornire la migliore assistenza possibile ai piccoli pazienti, sostenendo al tempo stesso coloro che lavorano instancabilmente per prendersi cura di loro.

Uso dell'attrezzatura adatto ai bambini

Quando si lavora su pazienti pediatrici, è essenziale l'uso di attrezzature specificamente progettate per i bambini. Queste attrezzature sono adattate alle dimensioni, alla fisiologia e alle esigenze dei bambini, massimizzando la sicurezza e l'efficacia degli interventi.

1. Dimensioni adattate: I bambini non sono semplicemente versioni più piccole degli adulti. Le loro proporzioni anatomiche sono diverse e richiedono apparecchiature di dimensioni specifiche. Possono essere necessari strumenti chirurgici più piccoli o cateteri più sottili.

2. Monitor e sensori: i monitor utilizzati in pediatria sono spesso dotati di sensori adattati alla pelle delicata e alle dimensioni ridotte dei bambini. Questi dispositivi forniscono dati vitali con maggiore precisione.

3. Tavoli chirurgici regolabili: questi tavoli sono progettati per accogliere bambini di tutte le età, dai neonati agli adolescenti. Possono essere regolati per garantire un posizionamento e un'immobilizzazione sicuri del paziente.

4. Macchine per l'anestesia: i sistemi di anestesia pediatrica sono progettati per somministrare dosi precise, adattate al peso e alle dimensioni del bambino, riducendo al minimo il rischio di sovradosaggio o di complicazioni.

5. Dispositivi di imaging: che si tratti di radiografie, risonanze magnetiche o ultrasuoni, le macchine adattate per i bambini sono spesso più piccole e progettate per ridurre l'ansia, a volte con elementi di gioco incorporati.

6. Abbigliamento e biancheria da letto: gli indumenti, le lenzuola e le coperte dell'ospedale sono progettati per essere confortevoli, con taglie e modelli adatti ai bambini, contribuendo a rendere l'ambiente meno intimidatorio.

7. Attrezzature per la fisioterapia: in fisioterapia, le attrezzature come palle, pesi o macchine per camminare sono adattate alle dimensioni e alle esigenze dei bambini, favorendo un recupero ottimale.

Conclusione:

L'uso di attrezzature a misura di bambino nella chirurgia pediatrica è essenziale per garantire un'assistenza ottimale. Queste attrezzature, appositamente progettate per soddisfare le esigenze particolari dei piccoli pazienti, non solo massimizzano la sicurezza e l'efficienza delle procedure, ma aiutano anche a ridurre lo stress e l'ansia nei bambini, facilitando la loro collaborazione e il recupero. L'attenzione a questi dettagli può fare una differenza significativa nei risultati chirurgici e nell'esperienza complessiva del bambino e della sua famiglia.

Prevenire la contaminazione
e gestione dei rifiuti

L'ambiente chirurgico pediatrico è particolarmente esigente in termini di prevenzione della contaminazione. Con il loro sistema immunitario ancora in via di sviluppo, i bambini sono spesso più vulnerabili alle infezioni. Garantire un ambiente sterile e gestire in modo efficace i rifiuti medici è quindi fondamentale.

1. Protocolli di sterilizzazione potenziati :
Tutti gli strumenti chirurgici utilizzati devono essere sottoposti a una rigorosa sterilizzazione per eliminare ogni traccia di microrganismi patogeni. Le autoclavi e altri dispositivi di sterilizzazione vengono utilizzati sistematicamente.

2. Abbigliamento chirurgico :
Tutto il personale della sala operatoria deve indossare camici, maschere, guanti e occhiali sterili. Queste attrezzature, spesso monouso, sono essenziali per evitare la diffusione di agenti infettivi.

3. Sala operatoria a flusso laminare :
Alcuni interventi richiedono sale operatorie dotate di sistemi di ventilazione a flusso laminare, che garantiscono aria continuamente purificata, riducendo così il rischio di infezioni nosocomiali.

4. Gestione dei rifiuti :
Tutti i rifiuti generati durante un'operazione, che si tratti di guanti, impacchi o siringhe, sono considerati potenzialmente infettivi. Devono essere smaltiti in contenitori specifici e poi trattati in conformità alle normative.

5. Smaltimento sicuro di oggetti taglienti:
Aghi, bisturi e altri strumenti affilati devono essere smaltiti in contenitori speciali per evitare lesioni e la diffusione di malattie.

6. Gestione dei fluidi biologici :
I liquidi come il sangue o altri fluidi corporei sono trattati come rifiuti ad alto rischio. Per il loro smaltimento vengono adottate precauzioni specifiche.

7. Formazione continua :
Il personale medico viene regolarmente formato e aggiornato sulle migliori pratiche di prevenzione della contaminazione e di gestione dei rifiuti, assicurando che vengano sempre mantenuti gli standard più elevati.

8. Audit e controlli :
I team specializzati effettuano controlli regolari per garantire che i protocolli di sicurezza siano rigorosamente seguiti. Queste valutazioni consentono di identificare e correggere rapidamente qualsiasi deviazione.

La prevenzione della contaminazione e la gestione dei rifiuti nella chirurgia pediatrica sono fondamentali per garantire la sicurezza dei piccoli pazienti. In un ambiente in cui il margine di errore è praticamente inesistente, ogni passo, ogni protocollo, conta. Gli ospedali e le cliniche sono costantemente impegnati a migliorare i loro metodi per offrire un ambiente sicuro, non solo per i bambini, ma anche per il personale infermieristico e per l'intera comunità.

Capitolo 28

FORMATORE DI INFERMIERI IN CHIRURGIA PEDIATRICA

Tecniche di formazione e gestione

La chirurgia pediatrica è una disciplina delicata, che richiede competenze specialistiche e un approccio multidimensionale. Per formare efficacemente i professionisti di questo settore, si utilizzano tecniche di formazione e di coaching specifiche, che combinano teoria, pratica e abilità interpersonali.

1. Formazione teorica :
La base di tutto l'apprendimento medico inizia con l'acquisizione di conoscenze teoriche. Questo include lo studio dell'anatomia, della fisiologia, delle patologie pediatriche specifiche, delle tecniche chirurgiche e delle procedure standard.

2. Simulazioni e scenari:
Con l'avvento della tecnologia, le simulazioni chirurgiche sono diventate un prezioso strumento di formazione. Offrono ai chirurghi in formazione l'opportunità di esercitarsi in procedure complesse in un ambiente privo di rischi.

3. Rotazione clinica:
Le rotazioni in diverse specialità chirurgiche pediatriche danno ai discenti la possibilità di osservare, interagire e fare pratica sotto la supervisione diretta, offrendo un'immersione totale.

4. Mentoring :
La stretta supervisione da parte di un chirurgo esperto è essenziale. Il mentore guida l'allievo non solo nelle tecniche chirurgiche, ma anche nello sviluppo delle capacità cliniche e decisionali.

5. Laboratori pratici:
Organizzati regolarmente, questi workshop offrono ai partecipanti la possibilità di padroneggiare tecniche specifiche, utilizzare nuove attrezzature o esercitarsi su campioni anatomici.

6. Feedback regolare:
La valutazione continua e il feedback costruttivo consentono agli allievi di comprendere i loro punti di forza e le aree di miglioramento, rendendo più facile il loro progresso.

7. Sviluppare le capacità interpersonali:
La formazione in materia di comunicazione, gestione dei conflitti e lavoro di squadra è fondamentale, in quanto un chirurgo pediatrico deve essere in grado di lavorare efficacemente con altri professionisti della salute, con i bambini e le loro famiglie.

8. Casi di studio e analisi di morbilità e mortalità:
Queste sessioni consentono ai professionisti di discutere casi complessi, analizzare le complicazioni e imparare dagli errori, come parte di un processo di miglioramento continuo.

9. Ricerca e pubblicazioni :
Incoraggiare i chirurghi in formazione a partecipare a progetti di ricerca e a pubblicare i loro risultati non solo migliora le loro conoscenze, ma contribuisce anche allo sviluppo della disciplina.

10. Formazione continua :
La medicina è un campo in continua evoluzione. I chirurghi pediatrici devono quindi impegnarsi in una formazione continua durante la loro carriera, per tenersi al passo con gli ultimi progressi.

La formazione e la supervisione in chirurgia pediatrica sono essenziali per garantire un'assistenza di alta qualità ai piccoli pazienti. Combinando tecniche di insegnamento collaudate con innovazioni moderne, questa specialità continua a formare professionisti altamente qualificati, dedicati a migliorare la salute dei bambini.

Creazione di moduli educativi per i nuovi dipendenti

Il successo dell'integrazione dei nuovi dipendenti è fondamentale per il buon funzionamento di un'organizzazione. Uno degli elementi chiave di questa integrazione è la formazione, che può essere notevolmente facilitata dalla creazione di moduli didattici. Ecco una guida passo passo per creare moduli efficaci.

1. Valutazione delle esigenze:
Soprattutto, è essenziale definire chiaramente le competenze e le conoscenze che i nuovi dipendenti devono acquisire. Questa valutazione può essere effettuata in collaborazione con i responsabili di reparto, i formatori e le risorse umane.

2. Definizione degli obiettivi di apprendimento:
Una volta identificate le esigenze, si determinano gli obiettivi precisi che ogni modulo si propone di raggiungere. Questi obiettivi devono essere SMART: specifici, misurabili, realizzabili, realistici e limitati nel tempo.

3. Selezione del formato :
A seconda del tipo di contenuto e del pubblico target, può optare per diversi formati: video, webinar, presentazioni interattive, documenti PDF, quiz, simulazioni, ecc.

4. Creazione di contenuti:
Si assicuri che il contenuto sia chiaro, conciso e pertinente.
Utilizzi esempi concreti, casi di studio e scenari.
Incorporare elementi visivi e audio per rendere il modulo
più coinvolgente.

5. Integrazione dell'interattività :
L'apprendimento è più efficace quando il discente è attivo.
Incorporare quiz, esercizi pratici, forum di discussione o
sondaggi per incoraggiare l'interazione.

6. Test e revisione :
Prima di distribuire il modulo, lo testi con un piccolo
gruppo. Raccolga il loro feedback e apporti le modifiche
necessarie.

7. Distribuzione :
Metta i moduli a disposizione dei nuovi dipendenti tramite
una piattaforma di e-learning, una intranet o sessioni faccia
a faccia.

8. Monitoraggio e valutazione :
Monitorare i progressi dei dipendenti e valutare la loro
comprensione dei contenuti. Questo può avvenire
attraverso test, valutazioni o discussioni.

9. Aggiornamento continuo:
Il mondo professionale è in costante evoluzione. Si assicuri
di aggiornare regolarmente i moduli per mantenerli rilevanti
e aggiornati.

10. Incoraggiare il feedback :
Incoraggia un ambiente in cui i dipendenti si sentano liberi
di esprimere la propria opinione sui contenuti, il che porterà
a un miglioramento continuo.

La creazione di moduli formativi per i nuovi dipendenti è un
investimento che può migliorare notevolmente l'efficacia

dell'onboarding e la produttività dei dipendenti. Adottando un approccio strutturato e concentrandosi sulla rilevanza e sull'interattività, può garantire che la sua formazione sia coinvolgente ed efficace.

Valutazione delle competenze

La valutazione delle competenze è un processo in cui le capacità di una persona vengono misurate e analizzate rispetto a un insieme definito di competenze o standard. Che si tratti di competenze tecniche, soft skill o comportamentali, la loro valutazione è essenziale per garantire la progressione dell'individuo e per soddisfare le esigenze mutevoli dell'organizzazione. Ecco un'esplorazione dettagliata dell'importanza e dell'implementazione di questo approccio.

1. Perché valutare le competenze?
La valutazione delle competenze offre una serie di vantaggi:

- **Sviluppo personale:** aiuta le persone a identificare i propri punti di forza e le aree di miglioramento, offrendo opportunità di formazione mirate.
- **Pianificazione della carriera:** aiuta i dipendenti e i manager a identificare i possibili percorsi di carriera.
- **Reclutamento:** assicura che i candidati abbiano le competenze richieste per una determinata posizione.
- **Gestione delle prestazioni:** fornisce un mezzo per valutare in modo oggettivo le prestazioni di un dipendente.

2. Come vengono valutate le competenze?
Esistono diversi metodi per valutare le competenze:

- **Autovalutazione:** gli individui valutano le proprie competenze. Sebbene questo metodo possa mancare di obiettività, offre una prospettiva introspettiva.

Valutazioni a 360 gradi: I colleghi, i supervisori e altri stakeholder forniscono un feedback sulla persona.

Test tecnici: valutazioni specifiche per misurare le competenze tecniche, come i test di codifica per gli sviluppatori.

Simulazioni e casi di studio: Le persone vengono inserite in situazioni realistiche per valutare come utilizzano le loro competenze in situazioni di vita reale.

Colloqui strutturati: vengono poste domande specifiche per valutare determinate competenze.

3. Come devono essere interpretati i risultati?

Una volta effettuata la valutazione, è fondamentale fornire un feedback costruttivo. I punti di forza devono essere riconosciuti, mentre le aree di miglioramento devono essere affrontate con empatia e suggerimenti concreti.

4. Come si possono utilizzare i risultati per lo sviluppo professionale?

A seconda dei risultati, può essere elaborato un piano di sviluppo. Questo potrebbe includere formazione, tutoraggio o opportunità di apprendimento sul posto di lavoro. I dipendenti devono essere incoraggiati ad assumersi la responsabilità del proprio sviluppo.

La valutazione delle competenze è uno strumento potente per garantire che le persone e le organizzazioni progrediscano insieme. Adottando un approccio olistico, basato sull'obiettività e sulla benevolenza, le organizzazioni possono creare un ambiente in cui i dipendenti si sentono valorizzati, sostenuti e motivati ad eccellere.

Capitolo 29

CONCLUSIONE E FUTURO CHIRURGIA PEDIATRICA

Innovazioni tecnologiche
e procedure chirurgiche

I progressi tecnologici e le scoperte scientifiche hanno sempre guidato il progresso della chirurgia. Oggi, all'alba di un nuovo decennio, molte innovazioni sono all'orizzonte e promettono di rivoluzionare la chirurgia come la conosciamo.

1. Chirurgia assistita dalla realtà aumentata :
I chirurghi saranno in grado di sovrapporre le immagini 3D di risonanze magnetiche, scansioni e altre immagini mediche alla realtà, consentendo loro di vedere attraverso i tessuti e di operare con una precisione senza pari.

2. Microbot in chirurgia :
I micro-robot controllati a distanza potrebbero essere introdotti nel corpo per eseguire le procedure senza incisione, riducendo il rischio di infezione e accelerando i tempi di recupero.

3. Stampanti 3D nella chirurgia ricostruttiva :
L'uso di stampanti 3D per creare organi, ossa o tessuti personalizzati potrebbe rivoluzionare i trapianti e la chirurgia ricostruttiva.

4. Intelligenza artificiale e apprendimento automatico:
L'AI potrebbe aiutare a prevedere le potenziali complicazioni, a scegliere il metodo chirurgico migliore per un determinato paziente o persino ad assistere i chirurghi in tempo reale durante le operazioni.

5. Telemedicina e chirurgia a distanza :
I robot chirurgici potrebbero essere controllati a distanza da esperti, consentendo interventi in aree remote o di difficile accesso.

6. Nanotecnologia :
Le nanotecnologie offrono il potenziale per indirizzare e trattare le malattie su scala molecolare, aprendo la porta a trattamenti chirurgici meno invasivi e più efficaci.

7. Biomonitoraggio in tempo reale :
I sensori integrati potrebbero monitorare i segni vitali e altri indicatori in tempo reale durante l'intervento chirurgico, consentendo un intervento rapido in caso di anomalia.

8. Diagnostica :
La combinazione di diagnosi e trattamento con agenti biologici o chimici specifici consentirà una medicina personalizzata e mirata.

9. Formazione chirurgica con la realtà virtuale :
I chirurghi in formazione potrebbero allenarsi in un ambiente virtuale, consentendo un apprendimento pratico senza rischi per il paziente.

10. Bioadesivi e tecniche di sutura senza fili :
I nuovi materiali potrebbero sostituire le suture tradizionali, offrendo una cicatrice ridotta e un recupero migliore.

Queste innovazioni, che continuano ad emergere e ad evolversi, promettono miglioramenti significativi nei risultati dei pazienti, nella riduzione dei costi, nella formazione chirurgica e nell'ampliamento dell'accesso alle cure chirurgiche. Tuttavia, questi progressi devono essere adottati con cautela, assicurando che la tecnologia migliori la pratica chirurgica senza compromettere l'arte e l'umanità della medicina.

La crescente importanza
Il ruolo dell'infermiere

Nel corso dei decenni, il ruolo dell'infermiere è cambiato profondamente. Un tempo considerata una professione che assisteva i medici, l'infermiere è diventato un pilastro centrale del sistema sanitario. Questa trasformazione fa parte di una dinamica in cui l'infermiere non è solo il garante del benessere del paziente, ma anche un attore importante nella gestione dell'assistenza.

1. Formazione e specializzazione :
Con la crescente complessità dell'assistenza, l'infermiere di oggi ha spesso una formazione specialistica, che sia in terapia intensiva, oncologia, pediatria o qualsiasi altra specialità. Questa competenza consente loro di intervenire con precisione in situazioni specifiche.

2. Autonomia decisionale:
In molti contesti, gli infermieri hanno acquisito una maggiore autonomia, prendendo decisioni sull'assistenza al paziente, somministrando farmaci e gestendo le emergenze.

3. Collaborazione interprofessionale:
Gli infermieri lavorano a stretto contatto con una serie di professionisti della salute - medici, farmacisti, assistenti sociali e altri - per fornire un'assistenza completa ai pazienti.

4. Promozione della salute :
Oltre a fornire assistenza diretta, gli infermieri svolgono un ruolo chiave nell'educazione dei pazienti, aiutandoli a comprendere il loro stato di salute, i trattamenti offerti e le misure preventive da adottare.

5. Ricerca infermieristica :
Molti infermieri sono coinvolti nella ricerca, con l'obiettivo di migliorare le pratiche assistenziali, ottimizzare gli interventi e contribuire al progresso della conoscenza medica.

6. Gestione e leadership :
Grazie alla loro conoscenza approfondita delle esigenze dei pazienti e delle dinamiche ospedaliere, molti infermieri salgono di grado fino a ricoprire ruoli dirigenziali, guidando team, reparti o addirittura stabilimenti.

7. Sensibilizzazione e advocacy :
Di fronte a sfide sociali come le epidemie o le disuguaglianze sanitarie, gli infermieri sono spesso in prima linea nel sensibilizzare l'opinione pubblica, nel sostenere politiche sanitarie eque e interventi appropriati.

Il ruolo crescente degli infermieri riflette la consapevolezza collettiva dell'importanza dell'assistenza centrata sul paziente. In un'epoca in cui la medicina sta diventando sempre più specializzata, l'infermiere rimane il collegamento essenziale tra il sistema sanitario e il paziente, garantendo un'assistenza coerente, empatica e di qualità. Guardando al futuro dell'assistenza sanitaria, è essenziale riconoscere e valorizzare l'importanza cruciale dell'infermiere nel panorama medico in evoluzione.

Incoraggiamento per coloro che che scelgono questo percorso di specializzazione

Scegliere di specializzarsi in infermieristica significa optare per un percorso ricco di sfide e ricompense. È un viaggio profondamente umano che la porrà all'avanguardia nell'assistenza, nella compassione e nell'innovazione medica. Ecco alcune parole di incoraggiamento per tutti coloro che scelgono questo percorso nobile e impegnativo:

1. Un contributo prezioso:

Ogni passo che farà in questo campo contribuirà in modo significativo a migliorare la qualità di vita dei pazienti. La sua esperienza farà la differenza nei momenti più critici, portando conforto e speranza a coloro che ne hanno più bisogno.

2. Evoluzione costante:

La medicina è in continua evoluzione e il suo ruolo di infermiere specializzato la terrà all'avanguardia di questi progressi. Imparerà costantemente, sviluppando le sue competenze e ampliando i suoi orizzonti professionali.

3. Relazioni profonde:

La specializzazione le permetterà di creare legami unici con i suoi pazienti e le loro famiglie. Queste relazioni, basate sulla fiducia e sull'empatia, saranno una fonte di ispirazione e di motivazione, ricordandole costantemente la ragione più profonda del suo impegno.

4. Riconoscimento e rispetto:

La sua dedizione e competenza le faranno guadagnare il rispetto dei suoi colleghi, dei pazienti e della società in generale. Anche nei momenti difficili, sappia che il suo contributo è prezioso e apprezzato.

5. Impatto sociale :

Al di là dell'assistenza diretta ai pazienti, il suo ruolo avrà un'influenza positiva sulla salute pubblica, sulla politica medica e sulla consapevolezza dei problemi sanitari.

6. Un risultato personale:

La soddisfazione di sapere di aver svolto un ruolo cruciale nel benessere di una persona è incomparabile. La gratitudine dei pazienti e dei loro cari, i progressi che vedrà, i momenti di gioia dopo una cura: tutto questo farà parte della sua vita quotidiana.

A coloro che scelgono la strada della specializzazione infermieristica, sappia che sta intraprendendo una delle professioni più nobili e gratificanti che esistano. Ogni giorno, avrà l'opportunità di alleviare la sofferenza, di offrire un sorriso, di essere il pilastro su cui qualcuno può appoggiarsi. È un viaggio che richiede coraggio, resilienza e un cuore aperto. Ma, in cambio, le offrirà una ricchezza di esperienze e di ricordi che la accompagneranno per sempre. Quindi vada avanti con orgoglio, passione e dedizione, perché il mondo ha bisogno di lei.